JN047174

家で診ていく
誤嚥性肺炎
チームでつむぐ在宅医療

平原佐斗司 監修
吉松 由貴・長野 広之 著

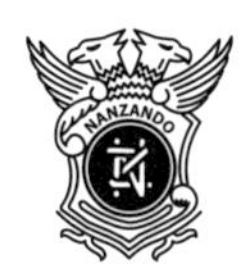

南山堂

インタビューにご協力くださった方々（掲載順，敬称略）

夏野　伸一	豊頃町歯科診療所
武原佳恵子	小野歯科医院／よしき往診クリニック
川添チエミ	嵯峨野病院居宅介護支援事業所
平賀　　愛	うたまる在宅支援薬局
岩田綾由美	元 千葉県済生会習志野病院診療技術部リハビリテーション室
田中　裕子	よしき往診クリニック
野路　典子	淀川キリスト教病院リハビリテーション課／よどきり訪問看護ステーション
大武　陽一	今井病院
徳永三佐代	訪問看護ステーションほたる　いせ
佐野　健司	株式会社エクセレントケアシステム　京都支店
高木みちえ	株式会社エクセレントケアシステム　エクセレント北野
大藤　智香	株式会社タフティサポート　スイート上桂

監修の序

肺炎は高齢者の主な死因であるが，それだけでなくサルコペニア嚥下障害を進行させ，食べる機能を喪失させたり，多疾患併存状態にある高齢者の併存症を悪化させる引き金となったり，疾患の終末期には呼吸困難などの苦痛を与えるといった深刻な問題を引き起こす．

肺炎による死亡，そして誤嚥性肺炎の割合は年齢とともに増加する．急速に高齢化が進むわが国において，また，認知症や神経疾患といった疾患が急増している中において，誤嚥性肺炎への対応はますます重要になってきている．

在宅における誤嚥性肺炎の診療とケアが困難な理由はいくつかある．背景にある嚥下障害が疾患や病期などによって異なること，それらの疾患の病みの軌跡が複雑であること，対応が治療だけでなくリハビリテーションや栄養，口腔領域や介護にまで及び，幅広い知識やスキルが求められることなどがあげられる．加えて，家での診療という場の制約因子が加わること，しばしば病院と在宅の連携の課題に直面すること，終末期の肺炎の緩和ケアについて十分なエビデンスがないことなどが在宅での誤嚥性肺炎の診療を困難なものにしている．

また，誤嚥性肺炎は病みの軌跡にそって総合的な対策が必要になる．例えば安定期には，口腔ケア等を十分行い誤嚥性肺炎の予防に取り組み，リハ栄養によって肺炎を乗り越えられる筋力をつけること，肺炎急性期の異化期には，口腔ケア，早期離床，摂食嚥下アセスメントと早期の嚥下訓練，排痰管理を行いつつ適切な抗菌薬治療で早期に肺炎の炎症を治め，同化期には，攻めの栄養管理を行い，栄養と機能の立ち上げをしっかり行うこと，また，終末期の肺炎においては改善の可能性を評価しながら，治療負担に十分配慮しつつ緩和ケアを行うことが求められる．

本書は誤嚥性肺炎に関する幅広い領域の最新のエビデンスを，実際の在宅医療の臨床場面に適応させてわかりやすく解説している．また，このような病みの軌跡にそって，各段階で行うべき医療やケアについて，実際の臨床の思考過程に沿ってまとめられており，地域で在宅医療を実践する医療職の方々に理解しやすい構成になっている．

高齢者が暮らしの場で誤嚥性肺炎に対する質の高い治療とケアを享受することに，本書が寄与できると期待している．

2023 年　春

平原　佐斗司

はじめに

日本では世界でも類を見ない急速なスピードで高齢化が進んでいます．厚生労働省は高齢者の尊厳の保持と自立生活の支援の目的のもとで，可能な限り住み慣れた地域で，自分らしい暮らしを人生の最期まで続けることができるよう，地域の包括的な支援・サービス提供体制（地域包括ケアシステム）の構築を推進しています．地域包括ケアシステムの実現には継続的にケアを提供できる医療体制，とくに生活の場で医療を提供することのできる在宅医療の充実が求められます．高齢化に伴い終末期を家で過ごしたい患者さんや，ADL の低下などから通院するのが難しくなり在宅医療を希望する患者さんも増えています．このような状況下で在宅医療のニーズが増えているのは間違いなく，厚生労働省の「患者調査の概況」をみても在宅医療を受けた推定患者数は平成 20 年から平成 29 年の 10 年で約 2 倍に増加しています．

私は医師 5 年目の後期研修の一環で在宅医療に関わり始めました．在宅医療の経験の中で，病院で当たり前に行われている入院診療や外来診療が患者にとっていかに非日常なのかを実感しました．在宅医療は患者の生活に近く，主役は患者，家族であり，中心にあるのは医療でなく生活です．私のアイデンティティは病院総合診療医ですが，在宅医療を経験することで患者の生活を見据えた病院医療を提供できるようになると感じています．今後も在宅医療に関わり続けたいと思っており，現在も訪問診療専門のクリニックで非常勤医として働かせていただいています．

そんな在宅医療でよく遭遇するのが誤嚥性肺炎です．誤嚥性肺炎は「食事」という生活に欠かせない 1 ピースに大きく関わり，加えて背景疾患を含めた病態や意思決定が複雑な疾患です．また一度治療すれば終了ではなく，摂食嚥下機能の評価や食事の調整，リハビリなど長い期間かけて診療していきます．在宅医療では病院での医療と比べて患者さんの生活をダイレクトに診ることができる一方，検査などのリソースは限られるため，医療者自身が施行できること，患者家族に説明できることを増やしておく必要があると感じていました．そんな在宅医療の現場で使える誤嚥性肺炎についての本を作りたい！と思い，声をかけたのが大学時代からの友人の吉松先生です．吉松先生は呼吸器内科医として誤嚥性肺炎，摂食嚥下障害に造詣が深く，誤嚥性肺炎についての本を何冊も出版されています．毎週打ち合わせを重ね本音で議論することができ，在宅医療の現場で使える本を作ることができたと感じています．

また本書の特徴として誤嚥性肺炎の時間軸を意識するよう構成したことがあります．誤嚥性肺炎は診療時点だけでなく，誤嚥性肺炎に至った背景疾患や経緯から今後の見通しまで考え，診ている状況がどこに位置しているのかを考える必要があります．本書は誤嚥性肺炎を以下の5つのフェーズに分け，それぞれのタイミングで考えるべき事項について説明しています．皆さんの目の前の誤嚥性肺炎の患者さんがどのフェーズにいるのか考えながら，この本を読んでいただければと思います．

第1章 誤嚥性肺炎を起こさないために
第2章 誤嚥性肺炎患者さんが退院したら ―準備と実践―
第3章 家で治療する
第4章 下降期を家で診る
第5章 終末期と家での看取り

もう1つの特徴として誤嚥性肺炎に関わる多職種の方にインタビューしていることが挙げられます．それぞれの職種が在宅医療の現場で何を考え，どういうことを他の医療者に求めているのか，我々もインタビューする中で勉強になることばかりでした．インタビューをする中で得た視点も内容に含んでいますので，医師以外の職種の方にも役立つ本になったのではないかと思います．

最後にお忙しい中，インタビューへの参加，そして監修をお引き受け頂いた平原佐斗司先生，インタビューに応じていただいた多職種の皆様，そして我々の執筆を支えていただいた南山堂の皆様に心より感謝申し上げます．

2023年　春

執筆者を代表して
長野　広之

目 次

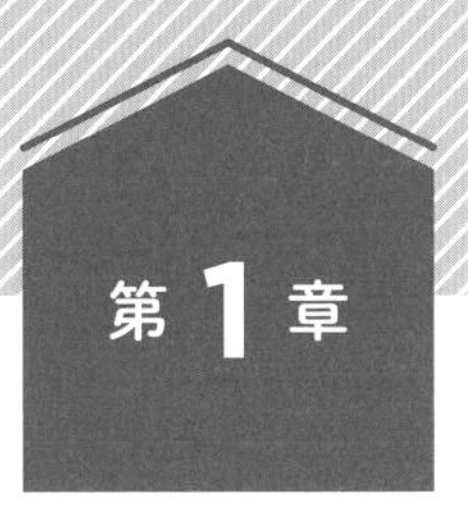

第1章

誤嚥性肺炎を起こさないために

パーキンソン病のため歩行が安定せず通院が難しくなった80歳の男性の家へ，数ヵ月前より訪問診療が始まりました．4週毎の診察に行くたびに少し痩せているのが気になり，「ご飯をしっかり食べましょうね」と伝えるようにしていました．あるとき，「最近よくむせこむんですが，大丈夫でしょうか」と奥様から相談されました．さて，どのように答えますか．

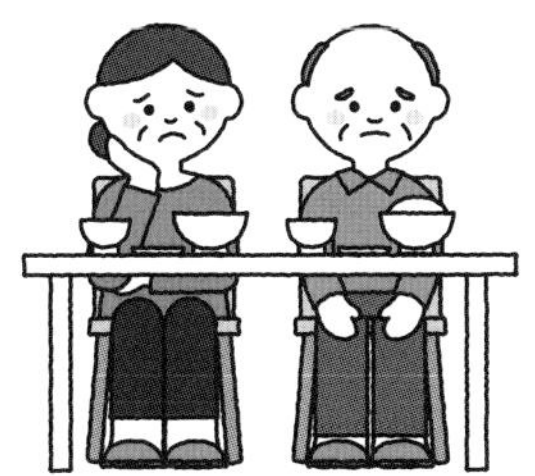

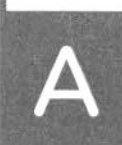

A 誤嚥性肺炎になるまで

〈本項のポイント〉

- **誤嚥性肺炎の自然経過を意識すれば，兆候を認めた時期より介入できる．**
- **むせること＝誤嚥＝誤嚥性肺炎ではない．**
- **「誤嚥性肺炎＝誤嚥しやすさ×口の汚れ×咳の弱さ」と考えれば介入ポイントがみえてくる．**

1. 自然経過を意識して診療しよう

誤嚥性肺炎を起こすようになると全身状態が悪化しやすく，予後にも直結します．図1-1では誤嚥性肺炎を繰り返す患者さんのよくある経過を示しています．肺炎を発症するたびに回復しても元の身体機能には戻りづらく，一段と弱ります．この右肩下がりの傾向は，肺炎を繰り返すうちに着々と進行します．患者さんやご家族は「治癒すれば元通りになる」ことを期待しますが，そうならないことも想定して診療をする必要があります．

発症は突然のようで，実は前々から兆候が出ていることがほとんどです．なぜなら，誤嚥性肺炎には必ず原因があるためです（表1-1）．それも1つでは

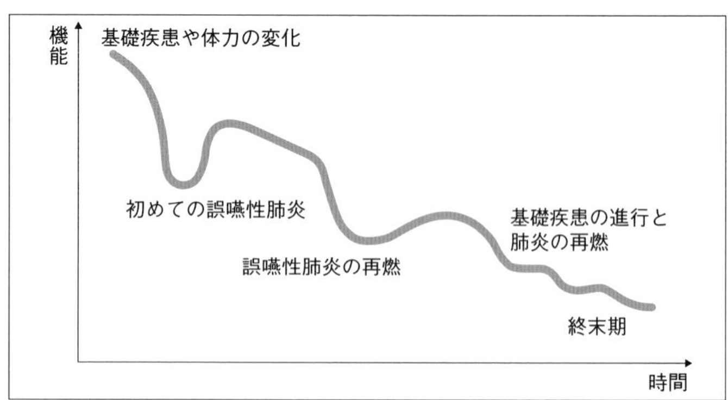

図1-1　誤嚥性肺炎の自然経過

（『対話で変わる誤嚥性肺炎診療』目次より改変）

表 1-1　誤嚥性肺炎の原因

原因		例
疾病	神経	脳血管障害，認知症，変性疾患，頸髄損傷
	頭頸部	頭頸部がん，顎関節脱臼，頸椎の異常
	呼吸器	呼吸不全（心不全，COPD，間質性肺炎など）
	消化器	逆流性食道炎，食道裂孔ヘルニア，胃切除後，アカラシア，強皮症
	筋骨格	サルコペニア，骨折，頸椎の骨増殖や癒合，胸郭の変形（胸郭形成術後，亀背など）
	意識障害をきたす疾患	痙攣，脳血管障害，硬膜下血腫，電解質異常
	嘔吐をきたす疾患	尿路感染症，胆囊炎，胃腸炎，消化管閉塞，脳血管障害
口の異常		乾燥，カンジダ（白苔），歯や舌の痛み，歯周病，動揺歯 / 欠損歯，不十分な歯磨き，義歯不適合 / 不使用
薬剤性		1-C 参照
医原性（薬剤以外）		頭頸部手術，頭頸部の放射線照射，抜管後，気管切開チューブ，経管栄養，身体抑制，廃用症候群，長期の絶食
社会的要因		食事内容や摂取方法の変化，飲酒量の増加，介護者の変化，長期臥床，老々介護，医療へのアクセス困難

なく 2 つや 3 つが重なっていることもあります．肺炎を発症する前に気づくことができれば，肺炎を防いだり，家での暮らしをより長く続けられたりします．誤嚥性肺炎を起こす前から手を差し伸べることは，在宅に関わる医療者だからこそできる大事なことです．

2. 誤嚥性肺炎はどうやって起こる？

むせこむからといって，誤嚥をするわけではありません（むせこむことは，誤嚥を防ぐための身体の反応です）．また，誤嚥をしたからといって肺炎になるとは限りません．気管に入ったものがきれいであったり，すぐに咳をして出したりすることができれば，問題ありません．あるいは，免疫力がしっかりしていれば，少々の感染にも立ち向かえます．では，どうなると誤嚥性肺炎になるかというと，防波堤の役割をしているこれらの要素が次々と破綻してしまったときです．

そこで，次のように分けて考えると，誤嚥性肺炎への立ち向かい方がみえてきます．

誤嚥性肺炎＝誤嚥しやすさ×口の汚れ×咳の弱さ

つまり「ちょっと弱ってきたな」「むせこむようになってきたな」というと

きにも，弱ってきたところを鍛えることと，そのほかの要素まで悪化しないように気をつけることで，誤嚥性肺炎をなるべく防ぐことができるのです．防波堤が総崩れする前に，気づいて立て直せるようにします．

3. 弱り始めた兆候に気づくには

日常診療で，図1-2のような体調の変化に気づけるようにしておくとよいでしょう．時間をあまりかけられない診察時間にも，こうしたことを意識して患者さんと対峙しているかどうかで，気づける事柄は大きく異なってきます．

ただ，高齢者では基礎疾患や加齢の影響もあり，見つけた所見が新たなものか，病的なものかが判断しづらいことがよくあります．かかりつけの患者さんは，一度は全身を診察しておきます．また，気になる所見があれば，これまでどうであったかをご本人やご家族，他職種にも聞いてみます．左右差や経時的な変化をみることも，鍵になります．

4. 「誤嚥しやすさ」に気づくには

嚥下はただ飲み込むだけではありません．食べ物をみてから，胃へおさめるまでのさまざまな段階が関わっています．どこにどのような問題があるのかを知るために，摂食嚥下の5期モデルに沿って考えます（表1-2）．喉だけでは

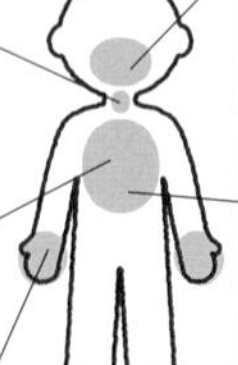

図1-2　誤嚥性肺炎を起こしやすくなっている兆し

表 1-2　摂食嚥下の 5 期モデル

	行われること	ここの異常に注意	疾患の例
先行期	食べ物をみて，美味しそうなものだと感じ，口元まで運ぶ	意識，視力，嗅覚，手指（振戦，巧緻運動障害，麻痺），食欲，消化管機能	認知症，脳血管疾患，パーキンソン病
口腔準備期	口を開き，口の中へ食べ物を入れる	開口障害，顎関節，歯牙，義歯不適合	脳血管障害，歯の異常
口腔期	食べ物を咀嚼し，まとめて，咽頭へ送り込む	歯牙，義歯不適合 / 不使用，舌圧，舌運動，口腔内乾燥 / 汚染 / 病変	COPD，歯の異常，パーキンソン病，口腔がん
咽頭期	鼻咽腔と喉頭を閉鎖し，食べ物を喉から食道入口部まで運ぶ	頻呼吸，声帯機能障害，軟口蓋挙上不全，喉頭挙上不全，食道入口部開大不全	COPD，パーキンソン病，咽喉頭がん
食道期	食べ物を食道から胃に運ぶ	食道括約筋，食道蠕動障害	逆流性食道炎，食道裂孔ヘルニア，食道がん，胃切除後

ない課題に気づけるように，摂食嚥下の 5 期モデルを参考に問診や診察，食事場面の観察をすることをお勧めします．

5. 適切な介入をするには

　では，こうした変化に気づいたとき，どのような介入ができるでしょうか．なんでも検査や専門家へ受診を勧めればよいわけではありません．たとえばサルコペニアでは全身の筋力が弱る結果，食事を食べたり，嚥下したり，誤嚥したものを咳で出す力も弱ってしまいます．そこで，痩せてきた，筋力が弱ってきた患者さんをみたら，何か疾患が隠れていないかや（1-B 参照）栄養状態を見直すことが大事です（1-D 参照）．このように，分野に応じた介入の仕方を，次からご紹介します．症状の程度や患者さん・ご家族の意向に応じて，そのときどきの程よい介入を選べるように，切り札をできるだけ多くもっておくと便利です．

（吉松由貴）

B 初期に考慮すべき原因疾患

〈本項のポイント〉

- **背景疾患を考える上で注目する症状として息切れ，胸焼け，歩きにくさがある．それぞれ代表的な疾患としてCOPD，GERD，パーキンソン病がある．**
- **COPDは呼吸嚥下の非同調，胃食道逆流，口腔内不衛生/乾燥などさまざまな要因で誤嚥に関わる．**
- **GERDは誤嚥性肺炎を含むさまざまな呼吸器疾患（喘息，気管支拡張症，間質性肺炎）に関与している．**

誤嚥性肺炎の背景疾患は表1-1（p.3）にあげたように多岐にわたります．同じ疾患でもその病期によって誤嚥性肺炎のリスクは変わってきます．高齢の患者さんでは複数の疾患をもっている場合も多いです．本項では膨大な鑑別をシンプルにするために，背景疾患を考える上で特に注目する症状として図1-3の3つをあげます．

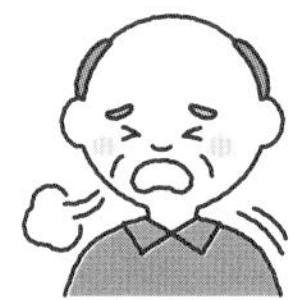

● 息切れ：COPD，心不全，間質性肺炎

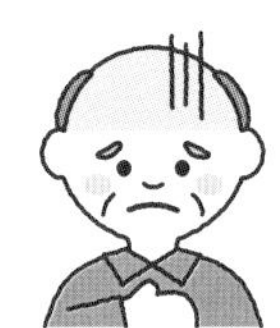

● 胸焼け：GERD，食道裂孔ヘルニア，胃がん術後

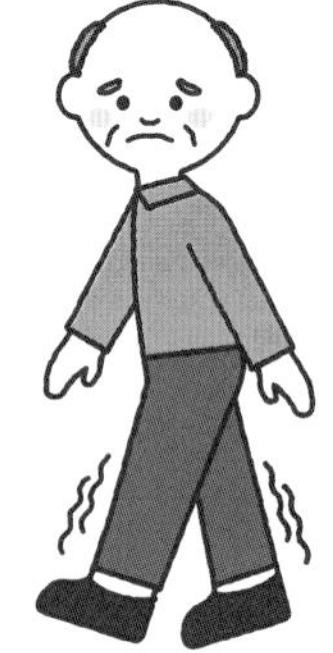

● 歩きにくさ：パーキンソン病，脳卒中後遺症，正常圧水頭症，慢性硬膜下血腫．

図1-3　背景疾患と注目すべき症状

そして代表的な疾患としてCOPD，GERD，パーキンソン病を扱います．なお頻度的には認知症（アルツハイマー型やレビー小体型）や脳卒中が多いと考えられます．これらを背景にもった場合も，**摂食嚥下の5期モデル**（表1-2 p.5）のどこが障害されているかを考え改善策を考えます．

1. COPD

息切れが誤嚥性肺炎に影響する代表疾患がCOPD（慢性閉塞性肺疾患）です．呼吸と嚥下の非同調が誤嚥性肺炎の原因となります．非同調は呼吸数が増加し呼吸サイクルが増し，呼吸と嚥下のパターンとして，吸気の間に嚥下が入ってしまうためと考えられています[1)]．これは間質性肺炎，心不全，肺炎の急性期などでも同じです．

COPDではほかにも以下のような誤嚥性肺炎に関連する要素があります．

- 肺の過膨張による食道，胃圧排→胃食道逆流症
- タバコによる口腔内不衛生
- 抗コリン吸入薬による口腔内乾燥
- サルコペニア

COPDを疑うポイントは喫煙歴（40 pack-years（1日に何箱のタバコを何年間吸い続けたかをかけ合わせて計算）以上の喫煙は陽性尤度比8.3）です[2)]．禁煙や吸入薬，呼吸リハビリテーション，嚥下指導，口腔ケアなどを検討します．すでに吸入薬での治療を行っている場合にも，吸入できているか手技を確認する，嚥下がスムーズにできるように食前に気管支拡張薬を吸ってみる，食事時に酸素を導入する，呼吸が楽になるような姿勢（体幹の角度，肩の位置）を探してみるなど考慮します．

2. 胃食道逆流症

胃食道逆流症 gastro esophageal reflux disease（GERD）は，逆流した胃内容物が気道に流入し（特に咳反射が落ちている場合），誤嚥性肺炎を含むさまざまな呼吸器疾患（喘息，気管支拡張症，間質性肺炎）に関与するといわれます[3)]．疑うポイントは食後の胸焼けや呑酸感，そして食後の嘔吐です．治療はPPI（proton-pomp inhibitor）や食後しばらくの座位，刺激物（カフェイン，

香辛料，アルコール，チョコレート）を避ける，寝る際の頭部挙上・左側臥位，肥満患者さんの場合は減量などを行います．

胃切除後では胃排出を促進すると考えられている六君子湯を用いることもあります．食道裂孔ヘルニアは肺炎精査時の胸部レントゲンで気づくこともありますので，注意して読影しなければいけません．

3. パーキンソン病

歩きにくさを認めている場合，脳卒中後遺症やパーキンソン病，慢性硬膜下血腫など神経疾患を考えます．パーキンソン病では小刻み歩行を認めます．パーキンソン病は嚥下障害が多いことが知られており[4]，**摂食嚥下の5期モデル**のうち，特に口腔期・咽頭期が障害されます．同時に姿勢保持や痰の喀出も難しくなります．

パーキンソン病を疑った場合は歩行時における手の振りの左右差，固縮，安静時振戦などに注意して診察します．パーキンソン病は年齢とともに増える疾患ですが，高齢発症では運動症状が重度になり，かつ非運動症状（不眠，嗅覚障害，自律神経障害：便秘，排尿障害，起立性低血圧）も増えるとされています[5]．パーキンソン病であればL-DOPAなどの抗パーキンソン病薬の投与で誤嚥が改善するかもしれません．ただ臨床的な効果は乏しいとされる報告もあります[6,7]．すでに投与されている場合も内服のタイミングを確認し，食事の際に動きがスムーズになるよう調整します．

（長野広之）

C 薬　剤

〈本項のポイント〉

- **薬剤は誤嚥性肺炎に関わる要因で介入可能なものとして重要である.**
- **代表的なものとして抗コリン作用を持つ薬剤と意識を落とす薬剤，パーキンソニズムを起こす薬剤がある.**
- **抗コリン作用は誤嚥性肺炎以外にも発汗障害や排尿障害，腸管蠕動低下などに関わる.**

薬剤はさまざまな機序で誤嚥性肺炎に関わり，介入可能という意味でも重要です．筆者らは表 1-3 のようなチェック項目で薬剤を確認しています．特に重要なものとして抗コリン作用を持つ薬剤と意識を落とす薬剤，パーキンソニズムを起こす薬剤を紹介します.

抗コリン作用は唾液の減少から口腔内不衛生を誘発したり，意識・集中力を落として咳反射を低下させたりすることで誤嚥性肺炎に関与します．抗コリン作用のある薬剤は表 1-4 のように多岐にわたります[11]．抗コリン作用は発汗

表 1-3　誤嚥性肺炎に関わる薬剤のチェック項目

チェック項目	関連する薬剤
意識を落とす薬はないか	睡眠薬，抗不安薬，抗精神病薬，抗てんかん薬，オピオイド
咳反射を落とす薬はないか	鎮咳薬，オピオイド，抗コリン作用のある薬
口腔内環境に悪影響な薬はないか	口腔内乾燥：抗コリン作用のある薬，利尿薬 口腔内潰瘍：抗がん薬，NSAIDs，DPP-4 阻害薬，ニコランジル，メトトレキサート
胃食道逆流に影響する薬はないか	カルシウム拮抗薬，NSAIDs，三環系抗うつ薬
嘔気を誘発する薬はないか	オピオイド，ジゴキシン，鉄剤 ルピフロストン（アミティーザ®）
パーキンソニズム（錐体外路症状）を起こす薬はないか	抗精神病薬，制吐薬
食欲を落とす薬はないか	ジギタリス，鉄剤，プレガバリン，ベンゾジアゼピン，抗てんかん薬，抗精神病薬，コリンエステラーゼ阻害薬，アマンタジン

（文献 8-10）より作成）

障害から熱中症，排尿障害から尿閉や尿路感染，腸管蠕動低下から便秘などほかにも副作用が多いため注意が必要です．

意識を落とす薬剤には睡眠薬，抗不安薬，抗精神病薬，抗てんかん薬，オピオイドなどがあげられます．

もう1つ重要なのが薬剤性パーキンソニズムを起こす薬剤です．多いのはドパミン受容体遮断作用のある第1世代抗精神病薬であり，その中には食欲増進を期待されて処方されるスルピリド（ドグマチール®）が含まれます．内服開始後数日～数週でパーキンソニズムが出現しますが，まれに数ヵ月かそれ以上たって出現する場合もあります．両側対称性のパーキンソニズムが典型的ですが，非対称性の場合もあり症状ではパーキンソン病と区別は難しいです．中止後数週～数ヵ月で改善しますが，10～50％は中止後も症状が残存します[12]．抗精神病薬は投与されている背景疾患によっては中止できない場合も多く，その場合は第2世代抗精神病薬等に変更を検討します．

表1-4　抗コリン作用のある薬剤

分類	薬剤
(A) 抗精神病薬	クロルプロマジン（コントミン®） レボメプロマジン（ヒルナミン®） オランザピン（ジプレキサ®） クエチアピン（セロクエル®）
(B) 抗うつ薬	アミトリプチリン（トリプタノール®） イミプラミン（トフラニール®） ノルトリプチリン（ノリトレン®） アモキサピン（アモキサン®） マプロチリン（ルジオミール®） クロミプラミン（アナフラニール®）
(C) 抗不整脈薬	ジソピラミド（リスモダン®） プロカインアミド（アミサリン®） ジベンゾリン（シベノール®）
(D) 抗パーキンソン病薬	ビペリデン（アキネトン®） トリヘキシフェニジル（アーテン®）
(E) 抗ヒスタミン薬	ジフェンヒドラミン（レスタミンコーワ®） クロルフェニラミン ヒドロキシジン（アタラックスP®） プロメタジン
(F) 過活動膀胱薬	ソリフェナシン（ベシケア®） プロピベリン（バップフォー®） イミダフェナシン（ステーブラ®）
(G) 制吐薬	ヒヨスチン メクロジン プロメタジン（ピレチア®） プロクロルペラジン（ノバミン®）

（文献11を改変）

（長野広之）

D 栄養・食事

〈本項のポイント〉
- **栄養状態の変化は気づきにくいため，意識的に確認する.**
- **在宅でできるサルコペニアの評価法を知っておく.**
- **栄養状態の改善には達成可能で具体的な目標と計画が必要である.**

1. 栄養状態を把握する

栄養状態が悪化すると，体力や活動性が低下するほか，易感染性やサルコペニアから誤嚥性肺炎の原因にもなります．しかし，痛みや苦しさのような症状に乏しいため，意識していなければ，進行するまで気づけません．そのため，担当している患者さんの栄養状態を日ごろから把握できる仕組みが望ましいです．たとえば初診時に評価するほか，受診ごとや，あるいは季節ごとに経過を追える仕組みがあるとよいでしょう．栄養の指標は種々ありますが，経時的に診ることが大切になります．また，数値として把握できる指標だと，患者さんと目標を共有しやすく，励みにもなるでしょう．

まずは馴染みのある体重を指標にすることが有用です．体重が半年に5%減ると，低栄養のリスクといわれています．つまり，50kg前後の患者さんが2～3kg減ったとなれば低栄養が懸念されます．大幅な減少があった場合には，がんや炎症性疾患などが隠れていないかも検討します．頻度の高い疾患は，胃がんや肺がんなどの腫瘍性疾患，胃潰瘍，2型糖尿病，食欲低下をきたす口腔内の異常や抑うつ，薬剤性などです．

また，サルコペニアという病態も注目されています．これは骨格筋の量や機能が低下する進行性の障害です[13)]．歩行障害や転倒だけでなく摂食嚥下障害にもつながります．在宅でも行いやすい評価法として，5回椅子立ち上がりテストや，握力，指輪っかテストを行います（図1-4）.

a 5回椅子立ち上がりテスト

目的：下肢の筋力を調べる

方法：

1. 椅子に座り，股と膝関節は90度とし，上肢は胸部の前で腕を組む
2. 手を使わず，できるだけ速く，椅子から5回連続で立ち上がる
   ※腕は常に胸の前で組む
   立ち上がるときは背筋を伸ばし，膝を完全に伸ばす
   勢いよく座ると身体を痛めるので注意する
3. 5回立ち上がるのにかかった秒数を記録する

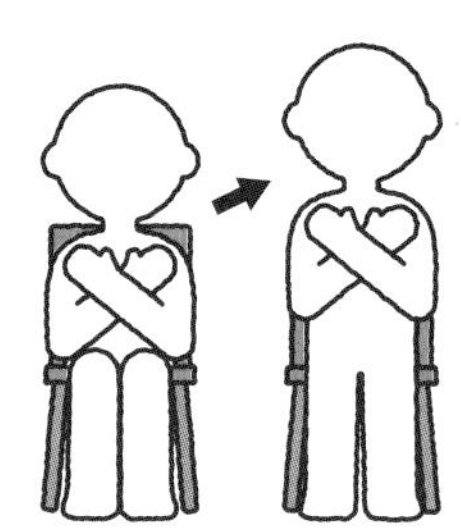

判定：

5回連続立ち上がれない：フレイル
12秒以上かかる：転倒のリスクがある
17秒以上：移動制限，死亡，入院　のリスクがある

b 指輪っかテスト

1. 両手の親指と人差し指で輪を作る
2. 利き足ではない足のふくらはぎの一番太い部分を囲む

判定：

囲めない：サルコペニアの可能性が低い
隙間ができる：サルコペニアの可能性が高い

図1-4　サルコペニアやフレイルの評価法

家で診ていくお勧め道具

- 栄養アプリ　Nutrition　ほか計算系アプリ
- 巻き尺：大腿周囲径を測ります．家具の高さや部屋の寸法を測定するなど，環境調整にも役立ちます．100円ショップ等で探してみてください
- 握力計　患者さんにとって励みになります
- 体重計　患者さんに準備してもらうのが最善ですが，その場ですぐに測定したいときのために，軽量なものを準備しておいてもよいでしょう

もっと詳しく知りたい方は

- サルコペニア診療ガイドライン2017年版 一部改訂
  https://minds.jcqhc.or.jp/n/med/4/med0337/G0001021
- サルコペニアと摂食嚥下障害4学会合同ポジションペーパー
  https://www.jsdr.or.jp/news/news_20190213.html

2. 栄養状態を改善させる目標を立てる

栄養状態を積極的に改善させるには目標と計画が必要です．体重を維持するには，図 1-5 に示す栄養量の摂取が必要になります．たとえば体重 50kg であまり動かない場合は 1,500kcal/日となります．もし 1 ヵ月で 1kg の体重増加を目指す場合は，これに加えて毎日 500kcal ほど多く摂取する必要があります．栄養状態を改善しようと頑張るのか，無理のない範囲でなるべくよくすることを目指すのか，あるいは栄養を意識する段階ではないのか．患者さんの基礎疾患や予後，目指す方向性にあわせて考えます．

患者さんが痩せてくると，つい「ちゃんと食べましょうね」と提案しがちですが，これだけで生活を変えることはなかなかできません．原因の評価・治療に加えて，一歩踏み込んだ提案が望まれます．まずは食事内容を含めた暮らしを把握するところからです．

体重を維持するのに必要な栄養量
＝現体重(kg)×30(kcal/kg)×活動係数×ストレス係数
（30(kcal/kg)：①，活動係数：②，ストレス係数：③）

①30（kcal/kg）という数字について：
- 健常者：25～35
- 糖尿病，脂質異常症，肥満症，侵襲が加わらない疾患：25～30
- 腎不全，透析：30～35
- COPD：30～40

②活動係数について：
- 寝たきり：1.0
- ベッド上で少し動く：1.2
- ベッド外で少し動く：1.4
- 仕事をしている：1.5～1.7

③ストレス係数について：
- 飢餓状態：0.6～0.9
- 手術：1.2～1.8（侵襲による．胆のう摘出術：1.2，大腸切除：1.4，胃全摘：1.6，肝切除：1.8）
- 臓器障害：1.2～2.0（+1 臓器につき 0.2 ずつ増加）
- 熱傷：1.2～2.0
- 体温：1.2～1.8（+1℃につき 0.2 ずつ増加）

図 1-5　体重を維持するのに必要な栄養量

3. 食事制限を見直す

基礎疾患に対して何か食事制限をしている場合には，その制限が今も必要かどうかを，まず考え直します．たとえば糖尿病に対する厳格な糖質制限は，何年も先に眼や腎臓の障害をきたすのを防ぐために行います．十分な栄養を摂取できずに痩せていく患者さんは，まず今，体力をつけることが大事です．糖質は大事な栄養源でもあることを認識して，過度な制限を加えるのは控えます．同じように，腎障害への蛋白制限や，心疾患に対する塩分制限も，本当に必要かどうかを，患者さんの暮らしや QOL，予後も踏まえて考えます．

4. 栄養摂取を促す

高齢者の多くのサルコペニアや低栄養状態では蛋白質や炭水化物の摂取を促します．自宅にあるなじみの食材や，手間やお金のかからない工夫を提案できると，受け入れられやすく続けやすいでしょう（**表 1-5**）．補助栄養剤など新たに購入するものについては，第一に勧めるというよりは，希望された場合や，栄養状態を積極的に改善する必要がある場合に備えて知っておくとよいでしょう．最近では地域で活躍する管理栄養士もいます．もし病院へ通院している場合には，そこでの栄養指導を担当医に依頼してみる方法もあります．

また，栄養を十分に摂取することが前提にはなりますが，身体活動性を上げる方法も検討します．自宅内での運動や散歩など具体的に提案するとよいほか，デイケアや地域のリハビリテーションへつなげることも有用です（**1-E** 参照）．

5. 目標設定と QOL への配慮

ただ「栄養を摂りましょう」といわれただけでは，向かっているところが想像できません．継続する原動力になるような目標を提示できると，やる気が出ます．行動変容ステージモデル（**ちょっと寄り道①**）も参考に，具体的かつ患者さんにとって有益な目標であるように考えます．たとえば次のような目標は患者さんや他職種とも共有しやすいでしょう．

- 2ヵ月で 1kg 増やす

●お気に入りのスカートを履いてお花見に出かける

ただし，太ればよいというわけではありません．浮腫や肥満には注意が必要になります．また，病状によっては，体重を増やすこと（体力をつけること）よりも，現状より低下しないようにすることが目標になることもあります．大きな成果を出すことは難しくとも，その過程や姿勢を認め，喜び合う視点も大切にします．

また，食事への推奨はいとも簡単に言ってしまいますが，実際の行動変容はそう簡単ではありません．長年続けていた習慣などを急に変えさせることは，想像以上に侵襲的であることを自覚しなければいけません．食事は大きな喜びでもあります．医学的な効果のわりに，ご本人やご家族に大きな苦痛を与えかねない栄養指導を安易にしてしまうことには気をつけます（**表 1-5**）．

表 1-5　栄養の介入方法

調理なしでできること
●制限の解除（塩分・糖分・蛋白質・脂質などの制限をなくす） ●カロリーの高いものから順に食べる ●マヨネーズ，ドレッシングをかける（ノンオイルを使わない） ●バター，ピーナッツバター，ごまペーストを使う ●卵かけごはんにする ●鮭フレークや鶏そぼろを常備しておく ●ヨーグルトは，より高カロリー / 高蛋白のものを選ぶ ●飲み物：カロリーのあるものに置き換える（ジュース，ココアなどを内服時に用いる） ●おやつ：濃厚なアイスクリームやプリン，大福，チーズ，ちくわ，魚肉ソーセージ
調理の一工夫
●パンにチーズやバターを多めに載せる ●脂身の多い肉や魚を選ぶ ●油，ナッツ，ごまを多く使う ●手軽に食べられる栄養源を常備しておく（鯖や豆類の缶詰，海鮮やハンバーグの冷凍食品など） ●味噌汁を具だくさんにする（豆腐，油揚げ，芋など） ●カレーやシチューに卵やチーズを加える
購入するものを相談されたら
●ドラッグストアやスーパーで購入：MCT オイル（中鎖脂肪酸），メイバランス®など ●介護用品のカタログやオンラインでの購入を支援する ●医薬品を処方する（適応がある場合）：エンシュア®，ラコール®など

（吉松由貴）

E 身体活動性の向上

〈本項のポイント〉
- 誤嚥性肺炎の予防には身体活動性を上げることが重要になる．
- 患者の生活や趣味，価値観を踏まえた介入の提案，目標設定を行う．

1. 身体活動性が低下すると

あまり身体を動かさなくなると，食欲が出ず，寝つきにくくなり，さらに翌朝にも疲れが残り，動く気持ちが湧かず，負の循環に陥ります．きっかけは，雨の日が続いたとか，散歩仲間が入院したとか，ほんの少しのことであったりします．臥床していると，筋肉量が毎日1%近く低下すると言われています．

身体活動性が低下すると，生命予後が悪化します．これは，パーキンソン病[14)]，COPD[15)]など種々の慢性疾患で報告されています．また活動性が一旦低下してしまうと，後に上げたからといって予後は改善しないともいわれます．そこで，低下しそうなときに気づいて介入し，低下させないことが大切です．負の循環の始まりに気づき，低栄養や廃用症候群を未然に防ぎます．

2. 誤嚥性肺炎における身体活動性の重要性

誤嚥性肺炎は，喉の異常だけでは発症しません．誤嚥をすることだけではなく，それを喀出できないこと，そして感染を起こす（抵抗力の低下がある）ことなど複数の因子が関与しています．つまり，活動性が低下した患者さんに発症しやすく，また重症化しやすいのです．嚥下機能そのものよりも，基礎疾患や全身状態の衰弱などの背景が，発症や重症化により関係しています．

嚥下障害の訓練では嚥下筋の運動に焦点がいきがちですが，最近では，全身運動が誤嚥性肺炎の予防につながることが報告されています[16)]．また，椅子から立ち上がる運動が脳梗塞後の嚥下障害やサルコペニアの予防につながることが日本の研究で示されています[17,18)]．こうしたどこでもできる運動を日ごろから行い，呼吸機能や咳嗽も含めて，全身の機能を維持することが重要です．

3. 身体活動性を上げるには

「運動しましょうね」と伝えるだけでは，行動変容にはつながりません．どのような介入が楽しく続けられそうかを考えるには，患者さんの生活や趣味，価値観を知る必要があります．このとき，行動変容ステージモデルを念頭に働きかけを考えると有効です（ちょっと寄りみち①参照）．

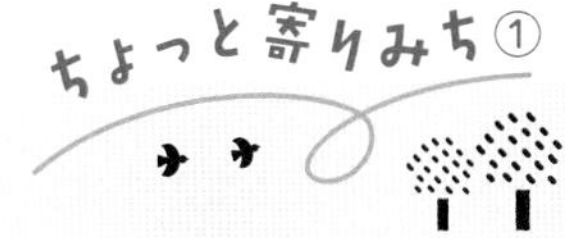

行動変容ステージモデル

誤嚥性肺炎の診療では，好ましくない習性を取りやめたり，新たな習慣を取り入れるなど，患者さんの行動変容を期待する場面が多くなります．その際，相手は今，行動変容ステージモデルでどの段階なのだろうか，と想像することで，より有効な働きかけが見えてきます．

無関心期　6ヵ月以内に行動を変えようと思っていない

↓ 現状の「まずさ」や行動のメリットに気づいてもらう

関心期　6ヵ月以内に行動を変えようと思っている

↓ 行動をした場合，しなかった場合を想像し，動機づける

準備期　1ヵ月以内に行動を変えようと思っている

↓ 具体的な行動の選択と実行ができるよう促す

実行期　行動を変えたが，6ヵ月未満である

↓ 逆戻りしてしまう要素を把握し，小さな成功体験を重ねる

維持期　行動を変えて6ヵ月以上維持できている

どのように維持するかを考え，続けていることに褒美を与える

※全ステージに有効な働きかけ
- 小さな成功体験を重ね，自己効力感を高める
- 身近な人の行動を真似て，結果を出す

（吉松由貴）

実際にご本人と相談しながら対策を考えるのが一番です．ご家族や他職種にも知恵を出し合ってもらいます．表 1-6 を参考に，患者さんの暮らしに即した提案を考えてみてください．ただし，栄養との兼ね合いには気をつけます．運動が筋力・体力へつながるのは，摂取栄養量が充足して余分がある場合です．摂取量が足りないのに運動をしていては消耗をするばかりです．痩せや低栄養がありそうな場合は，特に注意します（1-D 参照）．

4. 目標を立てる

運動療法という医療的な介入を指示する以上は，言いっぱなしではいけません．目標や期間を定める必要があります．たとえば歩数をノートに記載したり，運動を行えたことを手帳に記すなど，過程を可視化すると励みになることがあります．また，ご本人にとって大事な目標を立てるとよいでしょう．たとえば桜が咲いたら角の公園まで歩いて花見に行く，誕生日にケーキを買いに行く，などといった時間と行動が明確に分かる目標を患者さんと一緒に考えます．

表 1-6　身体活動性を上げる方法

日常生活の一工夫
●買い物，犬の散歩，孫の迎えを家族と一緒に行う ●家事の担当を割り当てる ●庭仕事 ●テレビのコマーシャルのときに家を一周する ●買い物のときに店の遠くに車を止める
生活にちょっと追加
●ラジオ体操 ●椅子から立ち上がる動作を繰り返し行う ●基礎疾患に適した運動療法を提案 ●地域の活動に参加する（コーラス，ゲートボールなど） ●新たな趣味を見つけてみる ●神社やペットショップへの散歩を日課にする
介護や医療の介入
●介護保険を用いた段差解消，手すりの設置 ●通所 / 訪問リハビリテーション ●デイケア，デイサービス ●リハビリ目的の短期的な入院

ただし，前頁でも触れたように，医療者という強い立場から運動を勧めるということは，患者さんやご家族にとって，侵襲性があることも認識しておく必要があります．安易に提案する前に，これは本当に目の前の患者さんにとって有益性が負担を上回るのか？　患者さんの病期に適している助言か？　ということを考えるようにしたいものです．

（吉松由貴）

F 口腔の異常

〈本項のポイント〉
- 口腔内評価は摂食嚥下機能の評価や誤嚥性肺炎の予防に重要である.
- 評価や専門家へ相談する基準の判断にはOHAT-Jが有用.
- 口腔ケアを毎日欠かさず行い，改善しないときは専門家へ相談する.

1. 食べるだけではない口の大切さ

口は，食べ物を取り入れる，保持する，噛む，つぶす，まとめる，喉へ送るといった，摂食嚥下における大事な機能を担います．また，乾燥すれば話しづらく，出血すれば痛みが出て，細菌が繁殖すれば歯周病や肺炎の原因になります．歯牙欠損や，歯並びの異常，残痕がある場合も歯磨きがしづらく，感染を引き起こします．さらに，義歯が合わないため使わずに食べていると，咀嚼ができないだけではなく，舌で押しつぶすことも難しくなり，また口の中の食塊を喉へ送り込みづらくなり，窒息の危険性が高まります．逆に口腔内がきれいであれば，少々誤嚥しても，肺炎にはなりにくいのです．

2. お口の変化に気づこう

口の異常に早く気づき，適切な介入をできるようにします．高齢者の口の評価には，OHAT-Jが有用です（図1-6）．忘れず評価できるように，たとえば「2回目の訪問時に看護師が評価する」，などと習慣化します．その上で，毎食後の歯磨きを指導します．誤嚥のリスクが高い患者さんでは，誤嚥の頻度が高くなる食事や睡眠の前にきれいにしておくために，毎食前と寝る前の口腔ケアが効果的です．

3. 介護者が口腔ケアを行うときに気をつけること

介護者が行う口腔ケアには，まず保湿が大事です．ケアによる痛みや出血を

ORAL HEALTH ASSESSMENT TOOL (OHAT-J) (Chalmers JM, 2005; 松尾, 2016)

ID:		氏名：				評価日： / /	
項目		0 ＝健全		1 ＝やや不良		2 ＝病的	スコア
口唇		正常，湿潤，ピンク		乾燥，ひび割れ，口角の発赤		腫脹や腫瘤，赤色斑，白色斑，潰瘍性出血，口角からの出血，潰瘍	
舌		正常，湿潤，ピンク		不整，亀裂，発赤，舌苔付着		赤色斑，白色斑，潰瘍，腫脹	
歯肉・粘膜		正常，湿潤，ピンク		乾燥，光沢，粗造，発赤 部分的な（1-6 歯分）腫脹 義歯下の一部潰瘍		腫脹，出血（7 歯分以上） 歯の動揺，潰瘍 白色斑，発赤，圧痛	
唾液		湿潤 漿液性		乾燥，べたつく粘膜，少量の唾液，口渇感若干あり		赤く干からびた状態 唾液はほぼなし，粘性の高い唾液 口渇感あり	
残存歯 □有 □無		歯・歯根のう蝕または破折なし		3 本以下のう蝕，歯の破折，残根，咬耗		4 本以上のう蝕，歯の破折，残根，非常に強い咬耗 義歯使用無しで 3 本以下の残存歯	
義歯 □有 □無		正常 義歯，人工歯の破折なし 普通に装着できる状態		一部位の義歯，人工歯の破折 毎日 1-2 時間の装着のみ可能		二部位以上の義歯，人工歯の破折 義歯紛失，義歯不適のため未装着 義歯接着剤が必要	
口腔清掃		口腔清掃状態良好 食渣，歯石，プラークなし		1-2 部位に食渣，歯石，プラークあり 若干口臭あり		多くの部位に食渣，歯石，プラークあり 強い口臭あり	
歯痛	0 1	疼痛を示す言動的，身体的な兆候なし	2 3	疼痛を示す言動的な兆候あり：顔を引きつらせる，口唇を噛む 食事しない，攻撃的になる	4	疼痛を示す身体的な兆候あり：頬，歯肉の腫脹，歯の破折，潰瘍，歯肉下膿瘍．言動的な徴候もあり	
							合計
歯科受診（ 要 ・ 不要 ）							
再評価予定日 / /							

Japanese Translation: Koichiro Matsuo permitted by The Iowa Geriatric Education Center

avairable for download: https://www.ohcw-tmd.com/research/ revised Sept 1, 2021

日本語版作成：東京医科歯科大学大学院地域・福祉口腔機能管理学分野 教授 松尾 浩一郎

図 1-6 口腔のアセスメント指標：OHAT-J

OHAT は評価表を印刷するほか，評価用紙が冊子になったものや，スマートフォンなどで簡単に評価できるアプリもあります．現場で使いやすい方法を見つけてみてください．

防ぎ，汚れをきちんととり，さらに終了後によい状態を維持するためにも，ケアの前後に口唇や口腔内を保湿します．また口腔ケアで誤嚥をしないように，口腔ケア時の姿勢には気をつけます．とくに頸部が後屈すると唾液が気道へ垂れ込みやすくなるため，枕の使用や介助者が低い姿勢から行うなどして誤嚥を防ぎます．スポンジブラシはあくまで，口腔内を保湿したり，痰など大きな汚れをぬぐい取ったりするために用います．歯や舌の汚れを取るには，歯ブラシや舌ブラシを使ってしっかり磨く必要があります．

4. こんなときは専門家へ相談しよう

OHAT-J で 2 点（病的）に当てはまる場合や，一般的なケアで改善しない場合，痛みが強い場合は，早めに歯科衛生士や歯科医師に相談しましょう．患者さんは，困っていないのに歯科を受診することに抵抗があることを理解し,「長く美味しく食べるために」という前向きな意図を共有します．近隣の医療資源について情報を集めておくと，いざというときに有用です．

（吉松由貴）

G 嚥下評価と訓練

〈本項のポイント〉
- **摂食嚥下評価を行う前に，口腔内衛生環境や姿勢，体調を整える．**
- **専門家でなくても在宅で摂食嚥下評価や訓練を行える．**
- **CTAR，頭部挙上訓練，嚥下おでこ体操は指導できるようにしておく．**

1. 家で行う摂食嚥下評価

嚥下評価は，専門家でないと行えないわけではありません．患者さんの生活環境で評価することこそ実用的ですので，在宅で行うことに意義があります．評価は，まず前提条件を整えてから行うことが重要です．たとえば口が乾燥したまま，姿勢を整えないまま，体調が悪いまま行っていては，本来より悪い結果になってしまいます．そこで，以下のフローチャート（図 1-7）を参考に評価を行ってみてください（表 1-7）．なお，肺炎発症時などで体調が悪いときのフローチャートは図 3-2（p.90）を参照してください．

2. 家で行える嚥下訓練

誤嚥の原因によって対処法は異なるので，誰にでも同じ訓練を勧められるわけではありません．しかし，一般的には頸部や全身の筋力が低下してくると嚥下や咳嗽がしづらくなるため，下記のような訓練を勧めることがあります．そのほか，楽しみながら嚥下や呼吸を鍛えることが期待できる方法として，カラオケ，詩や新聞の朗読，会話，ハーモニカや笛の演奏などがあります．患者さんの嗜好や暮らしに合わせて，声や呼吸を使った提案ができないか考えてみるとよいでしょう．

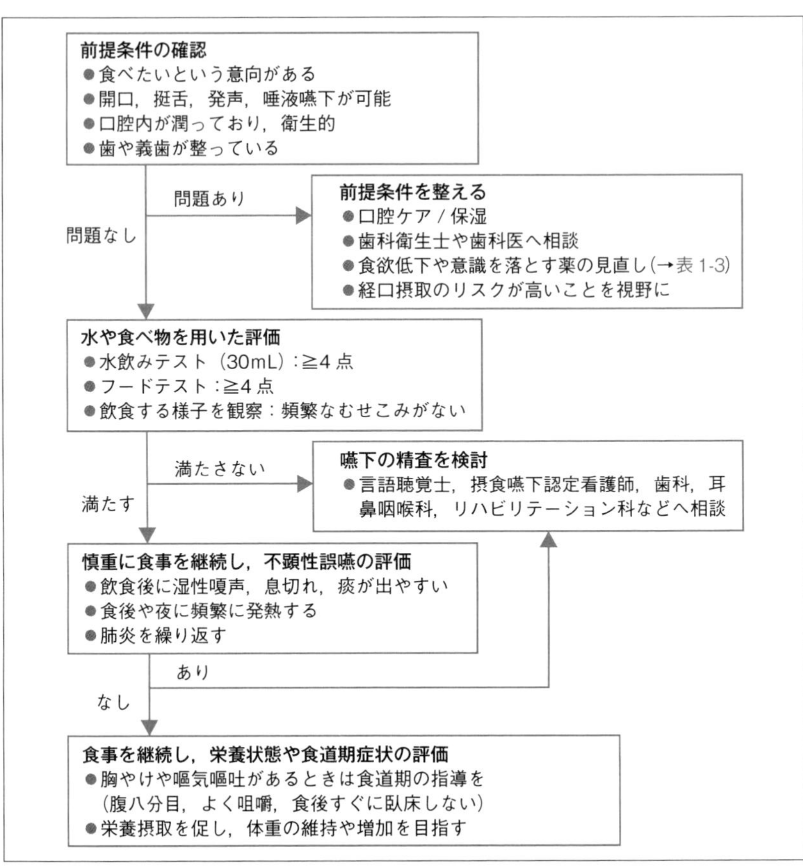

図 1-7　安定期に家で行う摂食嚥下評価フローチャート

（『誤嚥性肺炎の主治医力』巻頭付録を在宅用に改変）

家で診ていくお勧め道具

●摂食嚥下関連医療資源マップ（http://www.swallowing.link）

摂食嚥下の診療に対応している近隣の医療機関や，摂食嚥下障害に対応している飲食店一覧が確認できます

a. CTAR（chin tuck against resistance）

顎と胸骨の間にゴムボールを挟み，つぶそうとする動作を繰り返します．嚥下に重要な舌骨上筋群をこれまでの他の訓練法と比較して重点的に鍛えるとして近年は嚥下訓練の中心になっています．

表 1-7　水や食べ物を用いた嚥下評価

	改訂水飲みテスト（mWST）	水飲みテスト（WST）	とろみ水の水飲みテスト	フードテスト
方法	• 冷水 3mL を口腔底に注ぎ嚥下を命じる • 嚥下後，反復嚥下を 2 回行わせる • 4 点以上なら最大 2 回繰り返す • 最も悪い点を記録	常温の水 30mL をコップで飲む．下記および全量飲めるかを評価	とろみ水で mWST 同様に行う	• 小スプーン 1 杯のプリンやゼリーを舌背に置く • 重度嚥下障害の際には糖質の少ないものを選択
判定	1. 嚥下なし，むせるまたは呼吸切迫 2. 嚥下あり，呼吸切迫 3. 嚥下あり，呼吸良好，むせるまたは湿性嗄声 4. 嚥下あり，呼吸良好，むせない 5. 4 に加え，反復唾液嚥下が 30 秒以内に 2 回可能			左記同様 （口腔内残留も確認）

（『誤嚥性肺炎の主治医力』巻頭付録より）

b. 頭部挙上訓練

仰向けの状態から，つま先をみるようにして頭部を挙上し，保持して，戻すことを繰り返します．肩は床につけたまま行うことに注意します．5 秒× 5 回を 1 日 2 回などから開始して，徐々に増やしていくとよいでしょう．

c. 嚥下おでこ体操

おでこに手のひらを当てて，おへそを見るように下を向きながら手とおでこで押し合い，喉に力が入った状態で保持します．介助者に手を当ててもらうことがお勧めです．5 秒× 5 回を毎食前などから開始して増やしていきます．

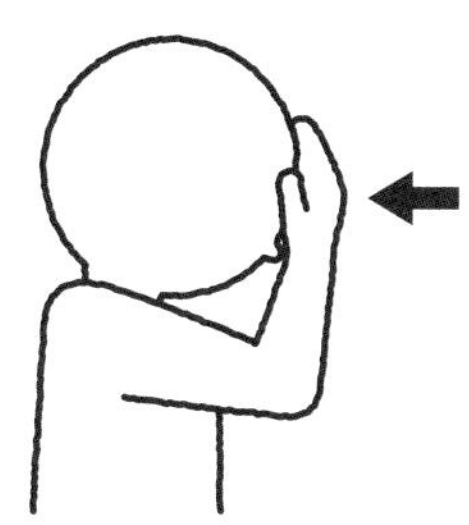

※脳血管疾患などで血圧上昇が懸念される場合や，円背の方，頸椎に問題がある場合は，頭部挙上訓練や嚥下おでこ体操は勧められません．

d. 椅子立ち上がり動作

椅子から立ち上がる動作を 20 分間に繰り返し行う方法です（最大 120 回を目安に）．声を出して回数を数えながら行います．脳梗塞後急性期の嚥下障害や，サルコペニアを改善することが報告されています．

もっと詳しく知りたい方は

- 摂食嚥下リハビリテーション学会　訓練法のまとめ
  学会推奨の訓練法が紹介されています．（2014 年版）
  https://www.jsdr.or.jp/wp-content/uploads/file/doc/18-1-p55-89.pdf

（吉松由貴）

H ワクチン

〈本項のポイント〉

- **誤嚥性肺炎の予防に肺炎球菌ワクチンは重要で，患者の年齢と接種歴，嗜好などからどのワクチンを打つか選択する．**
- **その他，インフルエンザワクチン・新型コロナワクチン・帯状疱疹ワクチンなどを考慮する．**

肺炎球菌ワクチンには23価肺炎球菌ワクチン（PPSV23：ニューモバックス®）と沈降13価肺炎球菌結合型ワクチン（PSV13：プレベナー13®）があります．肺炎球菌ワクチンは肺炎球菌感染症を予防するためのものですが，後方視的研究ながらPPSV23では高齢者の肺炎全体（誤嚥性肺炎を含むと考えられます）の入院を減らす可能性が示唆されています[19)]．肺炎球菌は気道分泌物に含まれる細菌のため，誤嚥性肺炎にも関与していると考えられます．

接種間隔などについては図1-8を参考にします．具体的にはPPSV23の定期接種対象の65歳以上の5の倍数の年齢に近い場合はPPSV23を，それ以外ではPCV13を考慮します．PPSV23既接種の場合は，5年立っていれば再接種を考慮します．PCV13やPPSV23の非定期接種の場合は自己負担が7,000～10,000円程度かかりますので事前の説明が必要です．

また，発熱や体調悪化時は誤嚥をしやすくなるためインフルエンザワクチンや新型コロナワクチンも接種を考慮します．帯状疱疹も高齢者ではよくみられる疾患であり，発症時は痛みで体調を崩すことがあるのでワクチン接種を勧めます．帯状疱疹ワクチンは生ワクチンである乾燥弱毒生水痘ワクチンと不活化ワクチンであるシングリックス®があります．シングリックス®は免疫抑制状態の患者さんに用いることができ，効果が長期的に続くと言われていますが，2回接種しなくてはならないのと自己負担額が水痘ワクチン（約7,000円）より高額（約40,000円）なのがネックです．

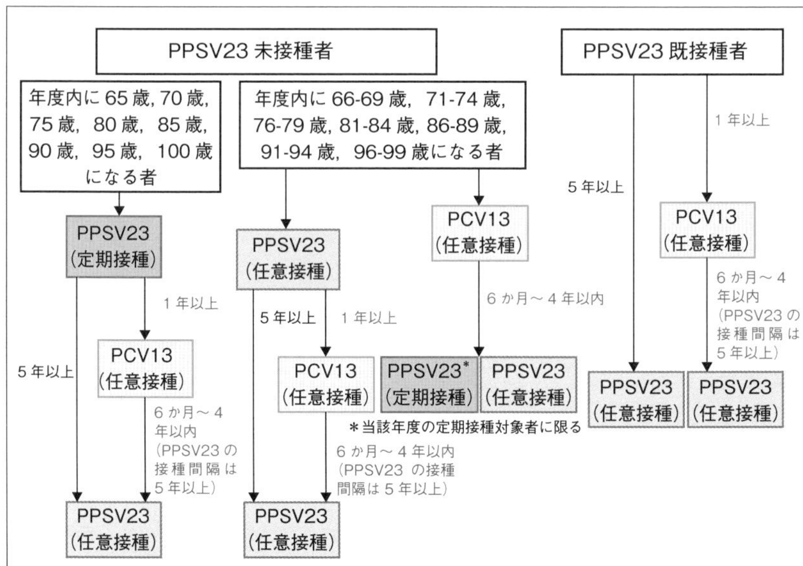

注意

＃1．定期接種対象者が，定期接種による PPSV23 の接種を受けられるように接種スケジュールを決定することを推奨する．

＃2．PPSV23 未接種者に対して両ワクチンを接種する場合には，上記＃1 を勘案しつつ，PCV13→PPSV23 の順番で連続接種することが考えられる．

＃3．PCV13-PPSV23 の連続接種については海外のデータに基づいており，日本人を対象とした有効性，安全性の検討はなされていない．

＃4．定期接種は 2019 年 4 月～ 2024 年 3 月までの経過措置に準ずる．

＃5．2019 年度内は 100 歳以上も定期接種の対象に含まれる．

図 1-8　65 歳以上の成人に対する肺炎球菌ワクチン接種の考え方（2019 ～ 2023 年度の接種）

（日本感染症学会／日本呼吸器学会 合同委員会：65 歳以上の成人に対する肺炎球菌ワクチン接種に関する考え方（第 3 版 2019-10-30）
https://www.kansensho.or.jp/modules/guidelines/index.php?content_id=38）

（長野広之）

I この段階で話し合っておくこと

〈本項のポイント〉
- **将来の医療及びケアを考える中で大切なのは患者の健康観，死生観である．**
- **患者の生涯の話を聞く際にライフレビューが参考となる．**
- **ライフレビューはときに侵襲のある行為になる．**

誤嚥性肺炎は図 1-1（p.2）に示すように発症すると，身体機能は以前より低下し右肩下がりになることが多いです．むせこみが目立ち始めた段階で今後の医療やケアについて患者さんやご家族と考え始めてもいいかもしれません．このように「患者さん・ご家族と今後の医療やケアについて事前に繰り返す話し合うプロセス」を ACP（advance care planning）と呼びます．実際に意思決定が近々に必要になった増悪時や終末期には患者さん自身が意思決定能力を喪失していることがあります．ACP で話す内容は医療やケアについてのご本人の意向，疾患や今後の病状についての理解，価値観や人生の目標などになります．一度話して終わりではなく，定期的に見直され，患者さん・ご家族や多職種で共有するべきとされています．

誤嚥性肺炎では病状が変化したとき（入院や嚥下機能の低下），ADL が低下したとき，ケアが変化したときなどが話すタイミングになります．本章の段階ではまだ患者さんやご家族にとって大きな病状や生活の変化が起こっていません．このタイミングでは将来の医療及びケアについて考えていく中で患者さんの生活において大事にしていることや健康観，そして死生観などについて聞くのがよいかもしれません．いきなり将来の医療及びケアの話をするのではなく，患者さんがどのような生涯を送ってきたのかに興味を持ち，話していくことは ACP のプロセスで重要です．筆者は，ご家族など周囲の人を看取った経験は患者さんの健康観，死生観を作っていると感じており，聞くようにしています．

患者さんの生涯について話を聞くにあたって，参考になるのがライフレビューです．ライフレビューとは「過去の経験を思い出すだけでなく，どれだけのことを成し遂げたかを評価し人生の意味づけを促すこと」です．表1-8にライフレビューのインタビューガイドを載せておきます．

在宅医療では自宅にある写真や物品などを見ることができるため，外来や入院診療に比べてライフレビューを行うきっかけが作りやすいです．ライフレビューは医師だけが行うわけではなく，長時間接することがある看護師や療法

表1-8　ライフレビューインタビューガイド

1回目：ライフレビューの導入および児童期	1. あなたの記憶していることで，一番古いことはどんなでしょうか． 2. ご両親はどんな方でしたか． 3. いつも大事にされていたと思われますか． 4. 家族の中でどなたがあなたとよく似ていましたか．どんなところが似ていらっしゃいましたか．
2回目：児童期および青年期	1. ご兄弟（姉妹）がいましたか．ぞれぞれについてお話ししてください． 2. ご自分の家の雰囲気はどうでしたか． 3. 学校には行きましたか．ご自分にとって学校に通うのはどのような意味や目的がありましたか．
3回目：青年期	1. 10代の頃を思い出していただきたいのですが，その頃のことでまっ先に思い出されるのは何ですか． 2. 思春期で，一番楽しかったことは何でしょうか． 3. 全部あわせて考えてみて，10代の頃は幸せでしたか．
4回目：成人してから壮年時代	1. 20代，30代のころのあなたのことを教えてください． 2. 人生の中で願っていたことをなさったと思われますか． 3. あなたはどんなタイプの方ですか．喜びは何でしょうか．ご自分は責任感の強い方だと思われますか．
5回目：壮年時代	1. あなたがしていた仕事について話してください． 2. 仕事を楽しんでやっていましたか． 3. ゆとりのある生活でしたか． 4. その頃は，忙しかったですか． 5. あなたはまわりの人からどのように言われていましたか． 6. 20代の時から現在までを考えていただいて，最も重要な出来事は何でしたか． 7. 次の世代の助けをされたと思われますか．
6回目：現在および人生のまとめ	1. 振り返ってみて，あなたの人生はどのような人生でしたか． 2. もし，もう一度人生を送るとチャンスがあったら今の人生を変えますか．変えませんか． 3. ご自分の人生を振り返ってみて，一番辛かったことは何でしょうか． 4. お歳を召すことで何かご心配はありますか． 5. 今の暮らしでもっとも大切にされているのはなんでしょうか．

（厚生労働省 介護予防マニュアル（改訂版：平成24年3月）について ライフレビューマニュアル https://www.mhlw.go.jp/topics/2009/05/tp0501-1.html）

士が話の中で行うことができるものでもあります．ライフレビューで得た情報はプライバシーの塊であり，扱いには注意すべきですが，重要なものは多職種で共有してもよいかもしれません．過去に聞いた情報が，のちのち終末期に重要になってくる場合があります．

一方で患者さんの生涯について聞くことは侵襲的な行為となる場合があります．患者さん・ご家族との関係性を鑑みた上で，聞く環境や患者さんの反応に注意しながら聞く必要があることは理解しておく必要があります．

（長野広之）

その後

パーキンソン病の進行が心配されましたが，神経症状は安定しており，むしろサルコペニアが影響していることがわかりました．そこで，活動性を上げるために奥様との散歩を日課とし，朝食を卵かけご飯に，おやつをチョコレートにして，栄養を摂れるようにしました．また，食欲を改善させるために用いていたドグマチール®が神経症状を悪化させていたかもしれず，中止してみると，だんだん元気になってきました．

今後の誤嚥性肺炎予防のために肺炎球菌ワクチン，インフルエンザワクチンの接種を計画しました．そして，少しずつ患者さんの健康観，死生観を聞いていこうと主治医は考えました．

文献

1) Lin TF et al: Chronic Obstructive Pulmonary Disease and Dysphagia: A Synergistic Review. Geriatrics (Basel). 2020; 5(3): 45.

2) Straus SE et al: The accuracy of patient history, wheezing, and laryngeal measurements in diagnosing obstructive airway disease. CARE-COAD1 Group. Clinical Assessment of the Reliability of the Examination-Chronic Obstructive Airways Disease. JAMA. 2000; 283(14): 1853-1857.

3) Lee AS et al: Aspiration Pneumonia and Related Syndromes. Mayo Clin Proc. 2018; 93(6): 752-762.

4) Edwarsds EE et al: Gastrointestinal dysfunction in Parkinson's disease: frequency and pathophysiology. Neurology. 1992; 42(4): 726-732.

5) Pagano G et al: Age at onset and Parkinson disease phenotype. Neurology. 2016; 86(15): 1400-1407.

6) Hunter PC et al: Response of parkinsonian swallowing dysfunction to dopaminergic

stimulation. J Neurol Neurosurg Psychiatry 1997; 63(5): 579-583.

7) Menezes C et al: Does levodopa improve swallowing dysfunction in Parkinson's disease patients? J Clin Pharm Ther. 2009; 34(6): 673-676.

8) Alibhai SM et al: An approach to the management of unintentional weight loss in elderly people.CMAJ. 2005; 172(6): 773-80.

9) Jinbu Y et al: Oral ulcerations due to drug medications. Japanese Dental Science Review. 2014; 50(2): 40-46.

10) Mungan Z et al: Which drugs are risk factors for the development of gastroesophageal reflux disease? Turk J Gastroenterol. 2017; 28(Suppl 1): S38-S43.

11) Mintzer J et al: Anticholinergic side-effects of drugs in elderly people. J R Soc Med. 2000; 93(9): 457-62.

12) Shin HW et al: Drug-induced parkinsonism. J Clin Neurol. 2012; 8(1): 15-21.

13) Cruz-Jentoft et al: Sarcopenia. Lancet. 2019; 393(10191): 2636-2646.

14) Tsukita K et al: Long-term Effect of Regular Physical Activity and Exercise Habits in Patients With Early Parkinson Disease. Neurology. 2022; 98(8): e859-e871.

15) Vaes AW et al: Changes in physical activity and all-cause mortality in COPD. Eur Respir J. 2014; 44(5): 1199-1209.

16) Takatori K et al: Benefits of a novel concept of home-based exercise with the aim of preventing aspiration pneumonia and falls in frail older women: a pragmatic controlled trial. BMJ Open Sport Exerc Med. 2016; 2(1): e000127.

17) Yoshimura Y et al: Chair-stand exercise improves post-stroke dysphagia. Geriatr Gerontol Int. 2020; 20(10): 885-891.

18) Yoshimura Y et al: Chair-Stand Exercise Improves Sarcopenia in Rehabilitation Patients after Stroke. Nutrients. 2022; 14(3): 461.

19) Nichol K L et al: The health and economic benefits associated with pneumococcal vaccination of elderly persons with chronic lung disease. Arch Intern Med. 1999; 159(20): 2437-2442.

インタビュー①

歯科医の視点

歯科医 夏野伸一 先生
（豊頃町歯科診療所）

歯科の訪問診療へ，どんなときに依頼するとよいですか？

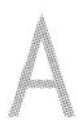

口腔内には必ず何らかの問題があるので，患者さんからの訴えがなくても，歯科が介入していなければ，紹介してもらえると助かります．入院している場合は，退院が決まったら歯科の介入を依頼して，在宅へと引き継いでもらうといいと思います．多いのは入院中に義歯を外していたため合わなくなったという問題や，口腔内の汚れ，廃用による口腔機能の低下です．特に 80 歳以上では 100%に，50 歳でも半数に口腔機能低下症があるといわれています．口腔機能低下症の段階で介入して，摂食嚥下障害にまで進行させないことが大事です．せっかく残せる歯が，介入が遅れると抜歯せざるを得ないこともあります．退院前の介入が無理なら，退院後にご家族やケアマネジャーに訪問歯科を依頼してください．介護保険の支給限度基準額のため訪問は依頼できないという誤解もよくあります．居宅療養管理指導は基準額が適応されないので心配いりません．

特に口の汚れは痛みがないので気づかれません．在宅の介護にかかわっている方は，チラッとでもいいですから，口を見てください．たとえ口が開かなくても下唇をペロッとめくってみて，「歯が汚れてるね」と気づいたら歯科に依頼してほしいです．

嚥下機能が多少低下しても，咀嚼ができて食塊形成が上手にできるようになると嚥下もスムーズにいく例は多いです．咀嚼機能を維持する，あるいは高めるのは歯科の仕事です．特に義歯は食べるための道具，低下した口腔機能を回復させたり，機能を補うための装具なのです．

Q **口腔機能低下症は，どのような状態で，どのような介入ができますか？**

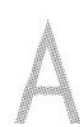

お口の些細な機能低下です．口が乾く，むせこむ，かたいものが食べにくいなど．ご本人も気づいていないことが多いですが，早く見つけると簡単な訓練でもとに戻せます．体力のあるうちから口腔機能を高めておくと，将来在宅で療養生活になったときのための備えにもなります．

口腔の 7 つの機能のうち，特に重視しているのは咀嚼機能と舌圧です．咀嚼機能が低下している方には，歯科医院専用のキシリトール 100%のガムを噛んでもらいます．結構硬いので訓練になって，虫歯予防にもなります．舌圧が低いと飲み込みがスムーズにいかないので，訓練器具としてペコぱんだ®を勧めますね．楽しみながら訓練しないと長続きしませんので．金銭的余裕のない方には，代わりに舌圧子を渡すこともあります．ほかには開口訓練や吹き戻しなどですね．

Q 歯科へ紹介する前に，どんなことをしておくとよいでしょうか？

A OHAT-J などのアセスメントツールで評価をしてもらえるとありがたいですが，そんなにきっちりやらなくてもいいんです．なんか口の中が変だと気づいたら紹介してほしいです．既往歴や現病歴，抗凝固薬や骨粗鬆症治療薬などの薬の情報に加えて，受けている介護サービスと，いつもどんなものを食べているか，主食・副食・水分の３つの形態を学会分類で教えてもらえると助かります．施設ごとに食形態の呼び名がまちまちなので，提供される食事のミスマッチが起きることを防ぐためです．

Q 訪問歯科診療でできること，できないことは？

A 外来でできることは（インプラント以外）全て訪問でもできます．ただ，体位を少し動かすだけで血圧が低下する，治療に時間がかかるなど，リスクが高い場合には，必要時だけなんとか外来に来てもらいます．外来の方がモニターやレントゲンもあるし，スタッフも多いのでより安全に治療が行えます．

在宅の患者さんは慢性期なので，摂食嚥下訓練の効果が上がりにくいことも多く，代償的な対応にならざるを得ないこともあります．また重度の障害の方は，専門医に紹介するようにしています．自分がどこまでできるのかを見極めておくことも臨床医として大事です．

Q ご家族への指導はどんなことを工夫されていますか？

A まず，生活状況に応じた口腔ケアです．同居者の有無，介護サービスの利用状況，介護度，認知症，経済的事情などに応じて，患者さん個人用のオーダーメイド口腔ケアマニュアルを作成しています．状態の変化に応じて書き替えて，口腔ケア情報提供書も添付しています．もし入院や入所となった場合も持参してもらって，口腔ケアの参考にしていただいています．

食事の指導の際には，今食べられるものをチェックして，Mini Nutritional Assessment Short-Form（MNA-SF）で栄養状態を評価します．それから，実際に食べているところを見ますね．姿勢，食形態，食事介助の仕方，咀嚼・嚥下の状態などに着目しています．低栄養の場合は，管理栄養士の介入を依頼することもあります．

Q 義歯を使いたがらない患者さんが多く，窒息しないかと心配です．

A つい最近まで使っていた場合には，義歯を嫌がる理由として，口腔内に何らかの問題があるとか，薬が変更になった可能性を考えてください．また認知症の方は新しい義歯に順応できないことがあるんです．義歯を飲みこんでしまう方もいるので，重度認知症の方には小さい部分義歯は使用しないように指導しています．義歯を入れないで訓練はしないこと，また寝るときは外すことも習慣にしてもらいます．

ただし，例外もあるんです．夜トイレに起きて転倒する方は，上下総義歯を入れておくと，バランスを崩したときに奥歯をぐっとかみしめると転倒を免れることがあります．唾液誤嚥をしている方も，義歯があると唾液を飲みやすくなるので，寝ているときも上だけでも義歯を入れておくといいかもしれません．もちろん清掃したあとです．賛否両論あるかもしれませんがね．

食べていなくても義歯を入れておいていただけると助かります．退院したときには義歯があわなくなり，いくら調整して入れても機能が低下してしまっていて使えないということがあります．

Q 終末期など，歯科の介入が望ましくない状況はありますか？

A ありません．誤嚥性肺炎はお口の汚れ具合や機能低下と密接に関係していて，再発しやすいためです．終末期が近づいてくると，義歯が使えなくなったり，原始反射が出てきたり，むせこむようになったり，口が乾いたり，口内炎が多発したりと，これまでと違う症状が出てきます．変化に応じて一生かかわっていくことになります．口をきれいにしてあげると，ご家族からもとても喜ばれます．口の中が一時期きれいでも，1ヵ月後には汚いということはあります．続けて見ていくことが大事です．

インタビュー②

管理栄養士の視点

管理栄養士　武原佳恵子さん
（医療法人栄知会　小野歯科医院，よしき往診クリニック）

Q 訪問栄養指導で実際どのようなことをされていますか？

A 管理栄養士は医師，嚥下専門の歯科医師などと連携し，適切な食形態の提案と指導を患者さん・ご家族に実施しています．訪問すれば，まず患者さんやご家族とお話しします．しっかり話を聞いて，どういう生活をしていて，誰が買い物，料理をしているのか，食事にかけるお金がどれだけあるのかなどを把握します．たとえばヘルパーさんが買い物をしている場合はヘルパーさん宛に手紙を残しますし，ご家族が調理される場合はご家族にも説明をします．新たに調理法を変えようとか調味料を買おうというのはご高齢の方では手間的にも金銭的にも負担になることも多いので，ちょっとここだけ変える・増やすだけでいけるよ，くらいのことを提案するよう心がけてます．栄養士からは厳しいことを言われると構えてらっしゃる方もいるので，あまり難しい，厳しいことを言わないように心がけています．

Q 訪問栄養指導の目標はどれくらいのスパンでどう立てますか？

A 居宅療養管理指導で訪問することになると栄養の計画書を作成しなくてはいけないのですが，その目安が3ヵ月ごとということになっていることもあり，まず3ヵ月で立てることが多いです．3ヵ月で体重を変化させるのは高齢者の方では難しいことが多いですね．あまり大きな目標をたてて達成できなかったら逆効果ですので，短期間の目標であれば食事に味噌汁を加えるとか，オリーブオイルを1さじ入れるとか，卵を食べるようにするとか，小さな目標をたてます．成果より行動をまず変えることを目標にしますね．長期目標としては1年で1kg増やすなどでしょうか．

Q 嚥下に問題のある方を担当するときに気をつけていることはありますか？

A 飲み込むときに摂食嚥下の5期のどこに問題があるのかを考えるようにしています．よくあるのはご本人の食べるスピードやご家族の介助のスピードが速くてむせこんでいることです．訪問させてもらって見せてもらうと，食べる速度を落としたらもっと安全に食べられるということがわかったりします．ご本人は昔の記憶からいけるという感覚をもっていたり，ご家族も自分の食べる感覚で次々口へスプーンを運んでしまうので，知らぬ間に速くなってしまっていることが多いですね．ただ食べるスピードを調整するのは難しいので，使うスプーンを小さいものに変えてもらい物理的に口に入る量を少なくしてもらったり，1回に出す量を減らしてもらって，まだ食べられる場合は追加でおかわりをするようにしてもらったりします．少し手間になるのでご家族の介護力も見つつになります．

Q 高齢であまり食べられず痩せている患者さんにどう関わられてますか？

A 今の身長体重だけでなく，過去の体型を聞きますね．昔から痩せていた方に太ってもらうのは難しいですし，苦痛になることすらあります．食べないといけない，食べなかったらまた何か言われる…と，どんどんプレッシャーになり逆に食欲がなくなる，食に悪いイメージがつくことがあります．ご家族がもっと食べてほしい！と思って患者さんに食事を勧めることもあるのですが，ご本人の状態からいうと，食べたいときに食べたいものを好きなだけ食べてもらうのが一番いい状態ですよと話すこともあります．これを選ぶとカロリーアップするよとか，成分表示を見てカロリー高い方を選ぶといいですよとか．高齢者では体重を減らないように，維持できているだけで100点と思っています．もちろん増えてもらうに越したことはないのですが，今の体重を維持できているだけでも十分とポジティブに思ってもらえたら嬉しいですね．あとは昔の好きな食事は何だったとか奥さんの食事で何が好きだったのかとか，食事の楽しかった思い出を聞いて振り返ります．食事自体は楽しく美味しく食べてもらいたいので，栄養指導も楽しいものにしたいですね．

Q 栄養指導に抵抗のある患者さんへどのように提案したらいいですか？

A 指導という名前からか，何食べたらダメ！と厳しくいわれてしまうようなネガティブなイメージを持たれる方も多いです．私としては「美味しくご飯を食べるための方法を教えてくれる人，楽しく食べられる方法に詳しい人が来てくれるよ」くらいのイメージで気軽に説明，ご依頼いただければと思っています．

Q 在宅医や看護師へお願いしたいことはありますか？

A 訪問にいってくれる管理栄養士が少ないという現状はもちろんあると思いますが，もっと依頼してもらえたらと思います．また，患者さんについての情報はどんどん共有してもらえると嬉しいです．検査をしていてもデータを共有してもらえないことも多いので，定期的に教えてもらえるとありがたいですね．栄養以外の疾患や生活などを含めた全体としてどういうゴールを持っているのかを教えてもらえるとそれに合わせて栄養指導もしやすくなりますし関わりやすくなります．

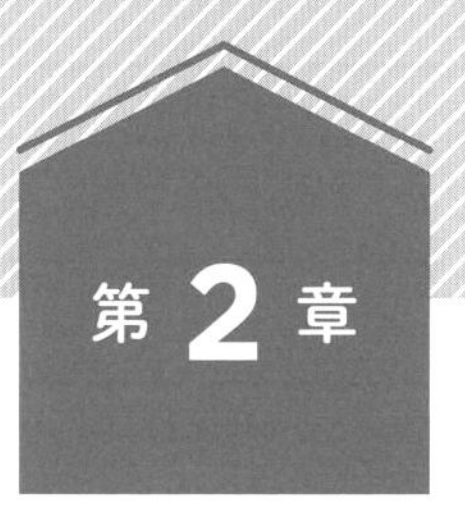

誤嚥性肺炎患者さんが退院したら
—準備と実践—

パーキンソン病に対して在宅医療を担当していた患者さんが，誤嚥性肺炎で緊急入院しました．診療情報提供書を慌てて送ったかと思えば，2 週間後に連絡があり急遽，退院が決まったそうです．「まだ流動食を食べているらしいんですよ」と奥様から不安な声で電話がありました．退院に向けて，どのような準備ができるでしょうか．

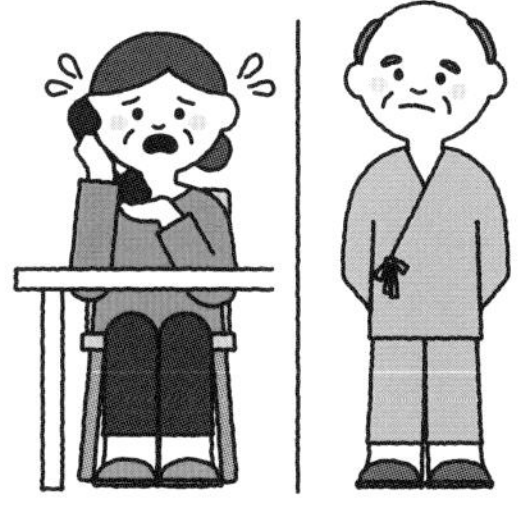

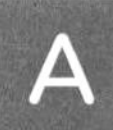

退院する前にやっておくこと

〈本項のポイント〉

- **退院前カンファレンスは関わる職種と患者・家族が集まる貴重な機会であり，話し合うことを事前にまとめておく．**
- **入院中の診療内容（原因精査，薬剤調整，嚥下評価），自宅の生活ポイント，今後の見通しなどを共有する．**
- **在宅医療導入後も，かかりつけの外来に通う場合，どのバランスで診ていくのか相談しておく．**

本項では誤嚥性肺炎で入院した患者さんの退院後に在宅医療が入る場合に，退院前にしておくべきことを確認していきます．

退院前カンファレンスは退院後の療養生活が安全に送れるように，退院前に患者さん・ご家族，病院医療者，ケアマネジャー，ヘルパー，訪問看護師，在宅医師などが集まり，情報共有や退院後のケアについて話し合う場です．患者ケアに関わる職種と患者さん・ご家族が集まる貴重な機会であり，聞くこと話し合うことを事前にまとめておく必要があります．一方で在宅側と入院側の医療スタッフばかりが話すべきではなく，退院後の生活に対する不安や病状説明を聞いての思いを患者さん・ご家族に話してもらいます．退院前カンファレンスは開かれないことも多いですが，地域連携室や主治医，病棟スタッフと診療情報提供書や電話でのやり取りで情報を集めていきます．

筆者が考える誤嚥性肺炎患者さんについて退院前に確認すべき項目には表 2-1 のようなものがあります．

「自宅での生活ポイントの共有」や「今後の見通し」については次項以降で扱いますので，本項では主に「入院中の診療の確認」について述べていきます．

1. 原因精査の確認

入院診療では時間を取って問診，診察ができる，外来や在宅医療では行いづらい検査（画像検査，喉頭ファイバー，内視鏡検査など）ができる，多くの医

表 2-1 誤嚥性肺炎の患者について退院前に確認しておくことのチェックリスト

分類	各項目	チェック
入院中の診療内容の確認	誤嚥性肺炎の原因精査がどこまでされているか？	□
	退院時処方，調整された薬剤の有無，理由	□
	入院中の言語聴覚士 (ST) の評価	□
自宅での生活ポイントの共有	キーパーソンは誰か，自宅で食事を作るのは誰か，指導はできているか	□
	食形態，食事介助方法	□
	吸引やその他医療機器の必要の有無	□
	介護プランの確認	□
	退院時の ADL	□
	家族構成，自宅環境	□
今後の見通し	今後の悪化時の療養先 (入院するか？)	□
	急変時の対応など，入院中にどこまで話しているか	□
	病状説明の内容と患者家族の認識	□
その他	在宅医療を希望したのは誰か，費用などについて説明は済んでいるか	□
	退院することに本人，家族は納得しているか	□
	かかりつけ医が他にいる場合に在宅医療が入るのに了承は得られているか，どのバランスで診ていくか	□

師を含む医療者の目が入るなどにより誤嚥性肺炎の原因疾患が判明することがあります．筆者の 1 人が行った単施設の後方視的研究では入院時に原因がはっきりしていなかった誤嚥性肺炎のうち，30.7％で新たな疾患が入院後に判明していました[1)]．

2. 内服薬変更の理由

入院前と薬の内容が変わっていた場合，理由を確認します．1-C で述べたように薬剤は誤嚥性肺炎の原因の重要な 1 つです．誤嚥性肺炎の原因として変更されたのかもしれませんし，嚥下機能の低下などで内服が難しくなったのかもしれません．家では飲めていなかった薬が入院をきっかけに内服コンプライアンスがよくなり副作用を起こすこともあります（drug overflow と呼ばれます[2)]）．退院後に元の投薬内容に戻し，再度誤嚥性肺炎の原因になる…ということにならないようにしなくてはいけません．

3. 医療者の嚥下評価

入院中は１日を通して患者さんの嚥下を評価できる貴重な機会でもあります．この時間帯は疲れやすく食べないようになる，こんな食事はスムーズに食べられるなど気づいているかもしれません．嚥下の細かな評価も重要ですが，家に帰ってから応用しやすい入院中の気づきについても共有が望まれます．

4. 在宅医療導入の経緯

在宅医療が新規に導入になった場合，経緯を確認します．病院が主導で入っていた場合は，患者さん・ご家族が十分に納得していない可能性があります．在宅医療の必要性や実際行うことについて在宅側から説明を行ってもよいかもしれません．在宅医療は費用もそれなりにかかるため，事前に説明しておくとよいでしょう．

5. 患者さん・ご家族の在宅医療への思い

退院することに患者さん・ご家族が不安を抱き納得していない場合があります．患者さん・ご家族内で意見が割れていることもあるかもしれません．退院の話が出たときに，問題がなかったか病院側に確認します．退院時カンファレンスがあれば，患者さん・ご家族に退院にあたっての心配や不安がないか聞いてみるのも１つです．

6. かかりつけ医との連携

入院中にADLが低下し，在宅医療が導入されることになった場合，かかりつけ医に連絡が行っていない場合があります．連絡が行っていない場合は，現在の患者さんの状況をお伝えし，在宅医療として入ることの了承を得ます．また在宅医療が入った後も，疾患の専門性などからかかりつけ医の外来への通院が続く場合もあります．その場合，処方はどちらで出すか，原疾患の悪化などについてどうなったら紹介するか事前に話し合っておくとスムーズです．

（長野広之）

B 退院後，在宅に戻ってきてからの注意

〈本項のポイント〉

- **退院後は入院中に変更された介護，薬剤を自宅の生活にフィットさせていく．**
- **急性期入院の短い期間では十分にリハビリし退院するのは難しい．退院後も嚥下リハなどの介入や評価は引き続き行う．**
- **新規に在宅医療が導入された場合は患者との関係性を作ることが最も重要である．**

前項では退院前にやっておくことをまとめましたが，ここでは退院されて自宅に戻ってきてからやることについて述べていきます．

1. 指導を在宅でアレンジ

誤嚥性肺炎の入院では薬剤，食事などさまざまなことが更新されて退院されることがあります．しかし，入院中に変更したことを自宅で完璧に遂行するのは難しいことが多いです．うまく自宅での生活にフィットさせていく必要があります．

たとえば薬は病院のように1日複数回内服するのが難しくなることがあります．薬カレンダーの設置やヘルパーやご家族に薬を準備してもらうなど工夫をします．それらが難しい場合は思い切って回数が減るように減薬するのも1つです．効果が落ちたとしても内服してもらえなければ意味はありません．また食形態や内容も自宅でできるようアレンジしなくてはいけないですし，介助方法についても現場で再度指導を行う必要が出てくることがあります．実際の方法は本章のC～Fなどを参照してください．

2. 評価の継続の必要性

急性期病院の短い入院期間では，誤嚥性肺炎や入院で落ちた嚥下機能や

ADL は十分に戻らないことが多いです．そのため，退院後の在宅でも介入や評価を継続しなければいけません．必要な準備がなされないまま，退院してくることもあります．その場合，必要な物品（ベッドやポータブルトイレ）が準備できないかケアマネジャーなどと話し合います．要介護認定されていなくても申請すれば，後日認定がおりた際に遡って保険給付を受けることができます．一方でリハビリの継続や慣れ親しんだ家に戻ることで ADL や摂食嚥下機能，認知機能が改善する場合もあります．

3. 新規介入の場合

新規の患者さんの場合まず関係性を作ることに尽力します．家に医療者がやってくることは患者さんやご家族にとって非日常な状況です．どんな人がやってくるのか，医療者をどう迎え入れたらいいのか，費用はどれくらいかかるのかなど不安を感じる方も多いと思われます．そのような不安を取り除かなければ良好な関係性は作れません．きちんと自己紹介を行った上で，どのようなことが不安，心配か聞きます．良好な関係性なしに治療方針の変更などをどんどん推し進めれば，いくら医学的に正しかったとしても上手くいかないことが多いと思います．

また実際に家に伺うと聞いていた話と全然違う…ということもあります．在宅医療についての理解が不十分な場合もあります．状況によっては患者さん・ご家族の受け入れ，理解状況を確認し，再度目標設定が必要です．

（長野広之）

C 食形態

〈本項のポイント〉

- 食形態は嚥下に望ましくない性質について注目し対策を行う.
- 食事の提供法を変えるだけで嚥下が促されることがある.
- 食形態の内容を伝える際は共通言語として学会分類などを用いる.

1. 食形態の意図することは？

嚥下調整食（嚥下食）は，表 2-2 のような性質に配慮して，作られています．患者さんの状態に合わせて，どの性質に配慮する必要があるかを考えます．もし，現在の食形態が合っていないと感じる場合や，患者さんが違う食形態を希望するときは，次の性質のうち，どれを調整するとよさそうであるかを考えながら，よりよい食形態を模索してみます．また，誤嚥をしやすい食事であっても，それを把握して，少しずつゆっくり食べるようにすると，リスクを多少，軽減することもできます．そのほか，食形態を変えなくとも，摂取方法や介助方法，提供方法を工夫することで改善することもあります（2-E 参照）.

リスクのあるものを避けることは安全管理上は重要ですが，患者さんやご家族ともに，穏やかな暮らしを続けることに重きをおけるのは，在宅の強みでもあります．暮らしのなかで続けられる食生活を見出すには，少しの工夫でより安全に食べる視点も大切です.

2. 嚥下を促す食事の提供方法

温かいものは温かく，冷たいものは冷たく，味や香りもしっかりつけることで，喉への刺激になります．これだけでも嚥下が促されることがあります．おにぎりやバナナなど，手で持って食べるものは，食欲や嚥下を促しやすい食べ物です．さらに，視力や認知機能に原因がある場合には，白米は黒い茶わんを，副菜は白い食器を用いるなどして，見えやすくするだけでも食べやすくなったりします.

表 2-2　嚥下食で気をつけたい性質と対策

望ましくない性質	どのように問題になるか	問題になりやすい食べ物と対策
離水しやすい	食べ物をすくったり噛んだりしたときに水分が出てくる（離水する）と，誤嚥しやすい	高野豆腐→注意して食べる 煮物→煮汁なしで提供する お浸し→絞ってから提供 粥→専用の酵素材を混ぜる（スベカラーゼ®など）
均質性がない（なめらかでない）	粒があると，誤嚥をしやすかったり，口や喉に残りやすくなる	味噌汁，スープ→具をなしにする，具と分けて提供 粒のある粥→ミキサーにかける，粒だけ食べる 粒のあるゼリー→粒のないものを選ぶ
付着性が高い（くっつきやすい）	口や喉にべたべたとくっつきやすいものは，口が乾燥したり動きにくいと，嚥下しづらい．つるんとしたものは飲み込みやすい．	トマトの皮→皮を剝く 芋，かぼちゃ→あんやマヨネーズをかける 餅→小さく切る，あんをかける
凝集性が低い（まとまりにくい）	口の中でばらけやすいものは食塊を形成しづらく，嚥下しにくく残留しやすい．噛んだ後も自然にまとまりやすいものは飲み込みやすい	そぼろ→あんかけにする 刻んだキャベツ→マヨネーズや山芋とろろでまとめる 寒天→ゼラチンにする カステラ→少量ずつゆっくりと噛みながら食べる
硬い	きちんと咀嚼しなければ窒息の恐れがある	イカ，こんにゃく，おにぎり→少量ずつゆっくり噛みながら食べる，細かくする，柔らかく調理する ※ただし，ある程度は形がある方が，噛んだり味わう刺激になり，嚥下がうまくいくことも多い

3. 食形態の確認の注意

食事の呼び方と，それが意味する内容は，残念ながら施設により異なります．施設間で申し送る際に齟齬が生じやすいため，指示された食形態の内容がはっきりとわからない場合には，先方へ問い合わせる必要があります．また学会分類 2021（表 2-3）など共通言語を用いることを習慣化しておくと，誤解を防ぐことができるでしょう．

表 2-3 食事の学会分類 2021

名称	形態	目的・特色	例
嚥下訓練食品 0j	均質で，離水・付着性・凝集性・かたさに配慮したゼリー（スライス状にすくうことができる）	重症例の評価・訓練用（少量をすくって丸飲みできる）	嚥下訓練用ゼリー
嚥下訓練食品 0t	薄い〜中間のとろみ水	重症例の評価・訓練用（ゼリー丸飲みが困難な場合）	少量のとろみ水，またはとろみ茶
嚥下調整食 1j	均質で，離水・付着性・凝集性・かたさに配慮したゼリー状のもの	口に入れる前に既に適切な食塊になっている（丸飲みできる）	おもゆゼリー，ミキサー粥のゼリー，具のないゼリー・プリン・ムース
嚥下調整食 2-1	均質でなめらかで，べたつかず，まとまりやすいもの	口腔内で簡単に食塊状になる（残留や誤嚥しにくい）	おもゆ，ピューレ / ペースト / ミキサー状のもの
嚥下調整食 2-2	同上，ただし不均質なものも含む		やや粒があるが，柔らかく離水がない粥
嚥下調整食 3	形はあるが，押しつぶしや食塊形成が容易で，ばらけず，多量の離水がないもの	舌と口蓋で押しつぶすことができ，飲み込みやすい	離水に配慮した粥，豆腐，食べやすい素材をかなり柔らかく調理した煮物
嚥下調整食 4	付着性・凝集性・かたさに配慮したもの（箸やスプーンで切れる柔らかさ）	誤嚥と窒息のリスクに配慮して調理されたもの（歯や歯茎ですりつぶす必要がある）	軟飯，全粥，柔らかく調理した煮物

（https://www.jsdr.or.jp/wp-content/uploads/file/doc/classification2021-manual.pdf?0917
の学会分類 2021（食事）早見表をもとに筆者が作成）

（吉松由貴）

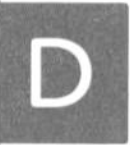

D 飲み物，とろみ

〈本項のポイント〉
- 飲み物の性状以外に姿勢，飲み方，道具などにも注意する．
- とろみのついた飲み物は口腔咽頭に残留しやすい，準備が大変，薬剤の吸収障害の可能性などデメリットもある．
- とろみは最も薄い濃度より始め，飲水前後でむせこみや呼吸状態などを確認し調整する．

1. 安全に飲み物を飲むには

液体を飲むと，重力によってさらさらと流れていきます．もし喉の動きが低下していて，気道防御（喉頭閉鎖）が間に合わなければ，誤嚥してしまいます．そこで，なるべく安全に飲むには，次のようなことに注意します．

a. 姿勢

食事のときには姿勢に気をつけていても，食間にはあまり考えずに水やお茶を飲んでしまうため，誤嚥しやすくなります．飲水時にも食事のときと同じように，頸部を前屈した安全な姿勢を整えます（図 2-2 p.55 参照）．特にペットボトルや水筒から直接飲む際は頸部を後屈した「気道確保」の姿勢になりやすいため，飲んでいるところを観察し，小ぶりの湯呑に変更することなども検討します．

b. 飲み方

少量ずつ，ゆっくりと飲みます．重度の障害では，スプーンで飲むと量や姿勢を保つことができます．ただし，スプーンからすすってしまうとかえって誤嚥しやすくなるため，スプーンをしっかりと舌の上に置くようにします．

c. 道具

ストローや吸い飲みなどを用いることは，頸部を後屈させずに飲むことができるという点では優れていますが，必ずしも安全とは言えません．頸部を後屈させなくても飲める道具を使っていても，癖で後屈させてしまう方も多いのです．使い方によっては，飲むときに吸い込んでしまうことでかえって誤嚥しやすくなることがあります．また，吸いながら飲むという飲み方に慣れていない場合には，かえって混乱を招くこともあります．

頸部を後屈させなくてもコップが鼻に当たらず飲みやすいように配慮されたコップがあります．鼻に当たる部分がカットされた「ノーズカットカップ」です．使い方を理解できる患者さんには有用です．ただし，飲む方向を間違えたり，意図を理解せず頸部を後屈してしまうようでは意味がありません．購入しただけで満足しないよう，購入前に紙コップで試してみることをお勧めします．ノーズカットカップの簡単な作り方をご紹介します（図 2-1）．

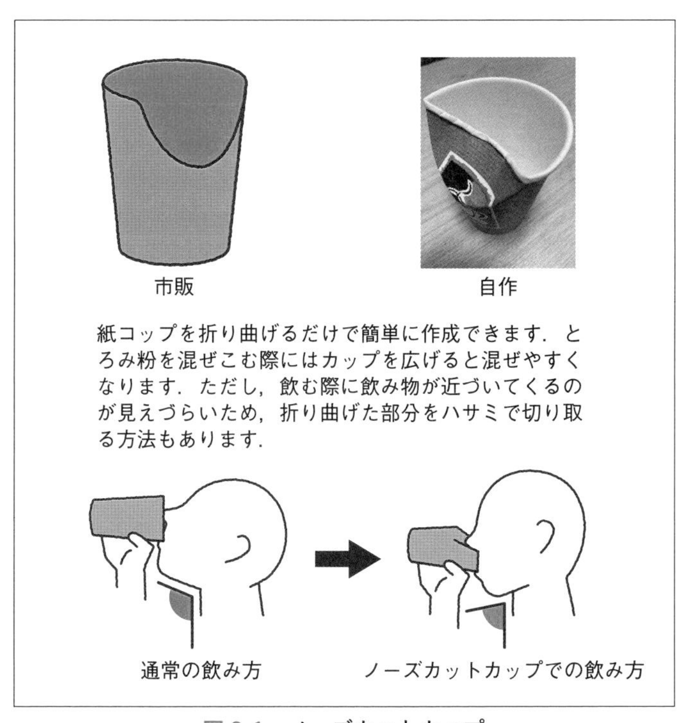

図 2-1　ノーズカットカップ

2. なぜ，とろみをつける？

気道防御（喉頭閉鎖）が間に合わずに誤嚥する場合に，液体の流れる速度を遅くするために，とろみを用います．また，とろみのある液体は，口の中でばらけにくくまとまりやすいので，嚥下障害があっても扱いやすくなります．

a. とろみの弊害

とろみをつければなんでも解決するというわけではありません．とろみがあるということは，固形により近くなるため，濃ければ濃いほど，口腔内や咽頭に残留しやすくなります．残留したものは，後に誤嚥につながることがあります．また用意するのが面倒であるほか，味や食感の問題から QOL の低下や脱水を招きます．さらに，とろみの作用が薬剤の吸収障害をきたすという報告も増えています．したがって「とりあえずとろみをつけておけばよい」というわけではありません．

b. とろみの程度

食事と同じように，とろみにも共通用語を用いることが，患者さんが地域で安全に行き来する鍵となります．学会分類 2021 を下記に示します（表 2-4）．

表 2-4　とろみの分類

段階 1	薄いとろみ	フレンチドレッシング状．すっと流れる．ストローで飲むことができる
段階 2	中間のとろみ	とんかつソース状．とろとろと流れる
段階 3	濃いとろみ	マヨネーズ状．どろっとしている．口や喉へ残留しやすい

c. 最適なとろみ濃度の決め方

とろみを初めて使う場合には，まずは最も薄い濃度から開始します．大事なのは，前後で症状や所見の変化を評価し，適切かどうかを判断することです．薄いとろみを開始して，むせこみや呼吸状態，湿性嗄声，発熱の頻度などが減った場合や，患者さんが飲みやすいと感じた場合には，継続するとよいでしょう．このとき，口腔内の残留や，喉に残った感じが増えていないか，また飲水量が減っていないか，脱水所見なども併せて評価します．

退院時に指定されたとろみの程度が，必ずしも適切とは限りません．肺炎や全身状態が改善するにつれて，誤嚥は軽減することが期待されるためです．そこで，退院時にはまず指示されたとろみを継続しながら，本当にとろみが必要か，より薄くできないか，を継続的に評価するとよいでしょう．しばらく体調が安定していて，退院時より元気になってきたように感じるときには，とろみの濃度を薄くしてみるよいタイミングかもしれません．

d. とろみをなるべく減らすには

とろみをなるべく用いたくないのは，患者さんやご家族，我々も同じです．そこで，なるべく減らす方法を知っておきましょう．

- なるべく薄くする：現状のとろみの濃度を惰性で続けるのではなく，より薄い濃度で安全を維持できるかどうか，試してみます．体調のよいときに，行いましょう．
- 少しずつ飲む：一口量や，飲む速度を控えめにすることで，とろみを薄くできるかもしれません．
- 姿勢：安全な姿勢で飲むようにします．
- 口腔ケア：飲水前に口腔ケアをすることで，誤嚥をしてもなるべく口腔内菌が気道へ入らないようにします．
- 種類による制限緩和：スープや味噌汁，ジュースなど蛋白質や糖質を含むものは，誤嚥をした際に炎症を起こしやすいとされるため，慎重になる必要があります．一方，水，お茶では早期からとろみの離脱を考えることができます．これを応用したのがLIPやFrazier free water protocolなど（p.52参照）です．

とろみをつけなくとも，自然に，微かなとろみがついている飲み物もあります（ココア，エンシュア®H，飲むヨーグルト，ネクタージュースなど）．症状が軽度の場合は，こうしたものを中心に飲むことでとろみの使用を避けたり最小限にすることもできます．

嚥下機能と，食形態やとろみは，一対一対応ではありません．大事なのは，患者さんの症状や飲み方をよく観察し，よりよい方法を患者さんとともに考えていくことです．

家で診ていくお勧め道具

- とろみ粉（1 回使い切りの個包装タイプ）
- 紙コップ
- すくう部分の小さなスプーン

これらを持ち歩いておくと，嚥下評価や指導ができます．とろみ粉はメーカーからサンプルをもらうこともできます．

もっと詳しく知りたい方は

- LIP：とろみを段階的に減らしていく方法．
  福山小百合ら．嚥下医学．2018; 7: 211-215
- Frazier free water protocol：積極的な口腔ケアをもとに，食間に飲む水のみ，とろみを使わない方法．
  Panther, K. Dysphagia. 2005; 14, 4-9.

（吉松由貴）

E 食事の観察と介助

〈本項のポイント〉

- **食事を見守る際は姿勢や一口量，咀嚼の状態，呼吸状態などを確認する.**
- **食事時の姿勢は患者の頸部や体幹に注目する.**
- **介助者の位置や高さ，食事内容の説明の工夫で患者は食べやすくなる.**

1. 「見守り」や「介助」を指示されたら

食事の条件として,「見守り」を指示されることがありますが，ただむせこまないかを見ていればよいわけではありません．また，介助を指示されたときに，ただ食事を口元へ運んで飲み込んだことを確認するだけではありません．どんな変化に気づき，そこからどんなことを考え，対応するとよいのでしょうか.

2. 観察のポイント

姿勢が崩れていないか，一口量が多すぎないか，咀嚼ができているか，きちんと嚥下をしてから次の一口へ移れているか，息切れやむせこみが出てきていないか，疲れている様子はないかなど，異常を発見できるように注意深く観察をして，必要に応じた声掛けや工夫を行います（表 2-5)．また，ひどくむせこんだり窒息しそうになった際にはすぐに対処ができるような態勢をとっておくことも意味します.

a. 食べる姿勢

食べたり飲んだりする際には，その患者さんにとって最も安全な姿勢をとることが重要です．特に「気道確保」のような姿勢になると，気道へ流れ込みやすくなります．とはいえ，頭を前屈させすぎると，苦しくてかえって飲み込みにくくなります．そこで，頸部は前屈し，顎を少し前に出すような形が，嚥下もしやすくて気道も防御されやすく，安全です（図 2-2)．嚥下する力が弱く,

表 2-5　食事場面の観察チェックリスト

観察項目	確認内容	対策
環境	・食事に集中できる環境になっているか ・机の上がすっきりしているか	・テレビやラジオを消す ・机を片づける
姿勢	・足底や背中，腕が安定しているか ・机の位置，高さが適切か ・頸部が前屈しているか	・机や椅子の高さ調節 ・枕の活用（頭部，背部，足底） ・理学療法士に相談
口の状態	・口の中がきれいか ・義歯は安定しているか ・乾燥していないか	・食前の口腔ケア ・義歯調整，義歯安定剤 ・一口目は水を飲む
口へ運ぶまで	・食器や食具の持ち方が安定しているか ・食べこぼしが多くないか ・一口量が多くないか ・食べ方が速すぎないか	・持ち上げる食器は軽くする ・食具を持ちやすいよう工夫 ・スプーンを小さくする ・作業療法士や言語聴覚士に相談
飲み込むまで	・よく噛んでいるか ・次を口に運ぶ前に飲み込んでいるか ・むせこみがないか	・咀嚼しやすい形態にする ・嚥下してから次へいくよう促す ・食形態を調整する
飲み込んだあと	・口腔内に食べ物が残っていないか ・痰がらみが増えていないか ・湿った声に変化していないか	・嚥下後に咳ばらいを促す ・食べにくいものと食べやすいものを交互に食べる（交互嚥下） ・食形態を調整する
食事の終盤	・食事に 30 分以上かかっていないか ・疲れてきていないか ・呼吸が荒くなっていないか	・後半から介助をする ・より咀嚼しなくてよいものにする ・量を減らして分割食にする

食べ物が咽頭の奥へ行きづらい場合や，気道の方へ行ってしまいやすい場合には，体幹を倒すと食べ物をなるべく体の後ろにある食道の方へ誘導できます．しかし，30 度などと倒しすぎると，今度は重力も合わさって流れ込む速度が速くなり，嚥下が追い付かないことがあります．また，体幹が下がるということは，食事が見えず自力摂取が困難，ベッドで全介助で摂取することで「病人のように」感じやすい，ご家族と食事ができない，覚醒度が下がり傾眠になる，誤嚥した際に咳をしっかりとできないといったことも懸念されます．病状や暮らしに見合った食形態と姿勢のバランスを見出すことが大切です．

b．介助の方法

食事を介助する際は，自力摂取の場合（表 2-5）と同様に，姿勢や環境に注意した上で，介助であるがゆえに起きやすい問題に注意します．たとえば右利

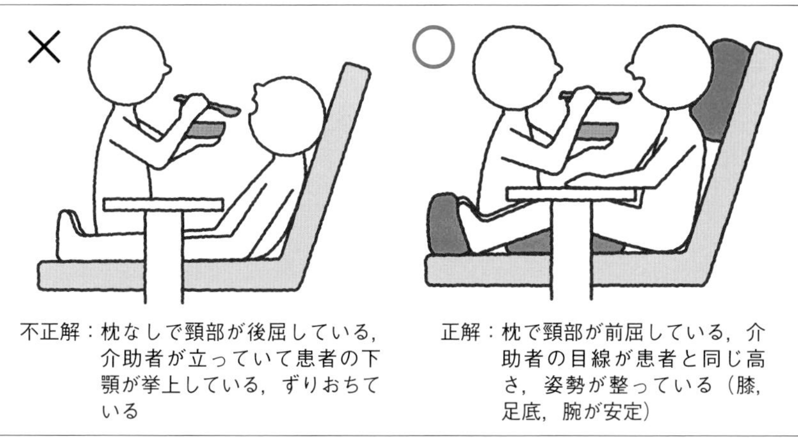

不正解：枕なしで頸部が後屈している，介助者が立っていて患者の下顎が挙上している，ずりおちている

正解：枕で頸部が前屈している，介助者の目線が患者と同じ高さ，姿勢が整っている（膝，足底，腕が安定）

図 2-2　食事介助の様子

きの介助者が右手で介助する場合は，患者さんの右側に座ると，口元へまっすぐ運べます．左側に座ってしまっては，うまく介助ができず，患者さんに不快な思いをさせてしまうことがあります．また，介助者は患者さんと目線を合わせて座ります．高い位置から介助をすると，気持ちが落ち着かないだけでなく，患者さんが頭部を後屈させてしまい，誤嚥をしやすくなります．さらに，食事内容を患者さんに見せて説明し，どれを食べたいかを選んでもらうなどして，なるべく自主性や尊厳に配慮した介助を行います．

家で診ていくお勧め道具

- 観察による食形態判定のための手引き
  PDF を印刷して携帯しておくと便利
  https://www.hosp.ncgm.go.jp/s027/202010_guideline_development.html
- パルスオキシメーター
  食事中の呼吸状態や脈拍（疲労度）を評価
- 食事介護用のスプーン
  素材や大きさの異なるものを持参しておくと，嚥下評価や食事介助指導時に患者さんやご家族に紹介できる．
  特に介助時は，柄の長いものが使いやすい．

もっと詳しく知りたい方は

- 「嚥下造影および嚥下内視鏡を用いない食形態判定のためのガイドラインの開発」
  ページ下方の，「観察評価技術向上のための解説動画」は，食形態や症状に応じた観察方法を，職種問わず学べる
  https://www.hosp.ncgm.go.jp/s027/202010_guideline_development.html
- 学会分類 2021
  https://www.jsdr.or.jp/wp-content/uploads/file/doc/classification2021-manual.pdf?0917

（吉松由貴）

F 痰の管理

〈本項のポイント〉

- **吸引は苦しいだけでなく気道損傷などのリスクもある手技であり，排痰管理の最終手段である．**
- **在宅では頻繁に吸引をすることは難しく，吸引以外に排痰管理の方法を持っておくことが重要である．**
- **痰を柔らかくすること，吐き出しやすくすること，痰自体を減らすことなどがほかの方法としてあげられる．**

1. 誤嚥性肺炎における排痰

誤嚥性肺炎は，誤嚥をしたものをうまく喀出できないために起こります．つまり，誤嚥性肺炎を起こしやすい患者さんは，痰も上手に排出できません．痰が溜まっていることを感じにくくなっていたり，痰を出そうとしても力強い咳をする呼吸機能や筋力が備わっていなかったりします．痰が貯留すると，感染が悪化したり，無気肺で苦しくなったりします．そこで，痰を効果的に出すことは重要です．

このとき，ただ痰を出すことだけを考えて咳を促しても，痰はそう簡単には出てきません．まずは痰を柔らかくして，動きやすくして手前の方へとおびき寄せて，しっかり出して，そして今後は痰が減るように予防策を講じるところまでが，排痰管理と言えます．この流れに沿って，切り札を複数持っておくことで，在宅でも色々な状況に対応できます（表 2-6）．

2. 家でできる排痰法

排痰と言われればまず吸引を思い浮かべるかもしれませんが，筆者はこれを最終手段ととらえています．痰を見たら，硬い場合には柔らかくすること，出しづらい場合には出しやすくすること，そして痰自体を減らすことが基本です（表 2-6）．輸液や栄養状態を含めた全身管理，呼吸療法，また口腔ケア，去痰

表 2-6　排痰管理の方法

1. 痰を柔らかくする
●脱水の補正：飲水を促す，輸液，利尿薬の減量 / 中止 ●ネブライザー吸入：生食，ブロムヘキシン（喘息では注意） ●去痰薬：ブロムヘキシン
2. 痰を動きやすくする
●体位変換：しっかり側臥位，腹臥位，半腹臥位（シムス位，135 度側臥位） ●軽打法（手を丸くして，呼気時に胸壁を軽く叩く） ●振動法（手を胸郭に置き，呼気時に細かく振動させる） ●薬：マクロライド少量長期投与（クラリスロマイシン，エリスロマイシン，アジスロマイシンなど），アセチルシステイン，カルボシステイン，アンブロキソール
3. 痰を出す
●呼吸リハビリテーション，咳嗽訓練，強制呼出手技 ●ハフィング（息を深く吸い込み，「ハッ！ハッ！ハッ！」と強く吐き出す） ●スクイージング（貯留している胸郭を呼気時に圧迫して吸気時に圧迫を解放する） ●うがい ●身体をよく動かす（離床） ●吸引
4. 痰を減らす
●口腔ケア，口腔内の吸引 ●禁煙 ●誤嚥の予防 ●去痰薬：フドステイン，マクロライド系抗菌薬

（日本呼吸器学会：咳嗽・喀痰の診療ガイドライン 2019 作成委員会 . 咳嗽・喀痰の診療ガイドライン 2019. p28，2019 などを参考に作成）

薬など，適切なものを組み合わせて，すっきり過ごせるよう考えましょう．

a. 内服薬

痰が多いと相談されてまず思いつきやすいのが去痰薬です．けれど，よかれと思って出している薬ですが，痰による不快感をかえって悪化させているかもしれません．というのも，痰はときに，誤嚥の兆候であったり，唾液すらうまく嚥下できていないことの表れであったりするためです．薬を安易に処方する前に，内服が問題なく行えているかどうかを，観察します．また，マクロライド少量長期投与は効果が示されているものの，安易な使用は禁物です．QT 延長症候群や非結核性抗酸菌症の耐性化の原因にもなるため，慎重に検討します．

b. 明暗を分ける「吸引」

病院と在宅を隔てる大きな要素が，「吸引の可否」です．頻繁な吸引をしていることを理由に，退院できず慢性期病院へ転院となってしまう患者さんは，非常に多いのです．あるいは，動揺するご家族の心配をよそに，退院時に急遽，吸引機が導入されることがあります．では，誤嚥性肺炎の診療において，吸引はどれぐらい必要なのでしょうか．

● 気管吸引

気管内を吸引することは，苦しいだけでなく気道損傷や攣縮，不整脈や血圧上昇のリスクもある処置です．気管挿管や気管切開孔がある場合には適応が広く認められていますが，そうでない場合には，慎重になる必要があります．特に在宅では，処置に慣れていない人が行ったり，急変に対応しづらいという懸念もあり，もし行う際には手技や注意点をしっかり習熟できるよう考えましょう．重度の症状の場合には定期的に行うこともありますが，たとえば必要時に看護師が行うものとして，機材だけ自宅に置いておくこともあります．

● 口腔内の吸引

気管吸引に比して，口腔内や咽頭の吸引は侵襲が少なく，活用しやすい方法です．たとえば，口腔内に食べ物が残っているとき，そのまま放置すれば，後に誤嚥をしてしまうかもしれません．また，痰を喉までは出せても，そこから先がうまく吐き出せないことがあります．そういった患者さんでは，食前や食後に口腔内や咽頭を吸引することは有用なことがあります．食後には特に嘔吐を誘発しないように注意します．

c. ネブライザー吸入

近年はネブライザーの機器も簡略化し，在宅でも使用しやすくなっています．とはいえ，機材だけでも 1 万円以上と高価であり，また専用の洗浄機などのない自宅で内部まで清潔に保つことは容易ではありません．生理食塩水や去痰薬のネブライザーの有効性に関するエビデンスも限定的です．そこで，病院で使用して実際に効果が認められた症例や，内服調整やリハビリ，飲水など他の手段で改善しない症状の場合に導入を検討しています．使用頻度は，急性期疾患に対する入院治療ではないため，必ずしも定期的に行う必要はありません．痰が詰まった症状があるときや，リハビリなどの活動前，また食前などが有効です．

（吉松由貴）

G リハビリテーション

〈本項のポイント〉

- **退院後のリハビリは自宅の環境下での身体機能の維持に重要である.**
- **患者の暮らしを踏まえた目標を設定し，患者・家族や療法士と共有する.**
- **リハビリには治療的，代償的，環境改善，心理的な取り組み方がある.**

1. 家でのリハビリテーションは何のため？

入院中は，退院への思いが原動力となり，医療者も患者さんも目的意識をもってリハビリに取り組むことができます．しかしひとたび家へ帰ると，特に医療者にとって，リハビリの切実さが薄れてしまうことがあります．ケアマネジャーに促されてリハビリを処方していても，訓練内容や方向性がわからないままになっていることもあるかもしれません．

けれど，退院してからがリハビリに本腰を入れるときです．急性期の病態から回復し，家での活動範囲も広がるこの時期に効果的なリハビリを継続することで，身体機能を維持することも，さらに向上させることもできます．あるいは，転倒せずより安全に，より自由な暮らしを確立させることもできるでしょう．これには療法士や患者さんとの疎通が鍵になります．このタイミングを逃すと，逆に廃用がさらに進んでしまいます．

2. 退院後のリハビリテーション

退院後すぐの，廃用から回復する時期には，なるべく理学療法を取り入れます．訪問リハビリテーションであれば，自宅での動き方を伸ばしていけるほか，家具の配置や段差など環境因子への介入，またご家族も巻き込みやすいという利点があります．通所リハビリテーションは外出のきっかけとなり，ほかの利用者との関わりが励みにもなります．地域の資源を知る人と相談し，患者さんに適した方法を検討します．もし療法士の介入が困難な場合には，1章を参考に，訪問看護師や介護士，ご家族にも協力してもらい，活動量を上げる工夫を積極的に取り入れます.

3. 目標の共有

まず，リハビリの目標を共有しなおすことが大事になります．患者さんが暮らしで不便に感じていることや，楽しみにしていること，生きがいにしていることを知るようにはたらきかけます．そのなかで，期間や難易度からみて到達可能と考えられる目標を具体的に設定します．たとえば，孫の運動会に応援に行く，近所の公園までお花見に行く，などといった目標であると患者さんにとって励みになりやすいでしょう.

担当する療法士と電話などでやり取りをしておくと，現状や目標を共有でき，より有意義なリハビリを行えます．患者さんにとっても，ただ「リハビリを頑張りましょうね」と言うよりは，リハビリの意義や進捗を把握して伝えられると，よいでしょう．家で保管してもらうノートに各職種が記載したり，患者さん本人にリハビリの記録をしてもらうことも有用です．また，訪問時には「今週はどんなことをしましたか」と聞いたり，実際に一緒に歩いてもらったり，「次回また歩くところを見せてくださいね」などとお伝えすると，励みになります.

4. リハビリテーションの取り組み方

リハビリテーションは，筋肉を鍛えるような訓練だけではありません．むしろ，たとえば嚥下に関連する舌の筋力が低下しているという事実があったとしても，舌の筋力を鍛えることで嚥下障害が改善するとは限りません．現状で問題となっていることの本質を見出し，そこへの適切な介入を検討します．またリハビリテーションには，問題を直接的に治そうとする治療的アプローチのほか，残されたほかの機能で補う代償的アプローチ，歩行器や自助具などを有効に用いる環境改善的アプローチ，また心理面を支えるアプローチの 4 つがあります（表 2-7)．そのときどきで，患者さんにとって有意義な取り組み方を考えます.

在宅では病状や時期などから，代償や環境調整の役割が大きくなります．また，心理的なアプローチの重要性は侮れません．訪問や通所，地域の集団リハ

表 2-7　リハビリテーションの 4 つの取り組み方

治療的：障害を治そうとする直接的な介入
例　頸部筋を鍛えるため，嚥下おでこ体操をする 下肢筋力を回復させるため，歩行訓練をする
代償的：保たれている機能をより有効に活用するための介入
例　右手の麻痺のため，左手でスプーンを持つ訓練をする 歩行器を用いた移動を訓練する
環境改善：周辺環境を調整することで生活をしやすくする
例　食事にとろみをつける 段差を解消し，車いすを手配する
心理的：精神面への支援
例　障害に伴うつらさを理解しようとする 現実的な目標を立て，共有する

ビリテーションなど，病状や暮らしにあわせてうまく使い分けられるのが，在宅医療ならではのよさと感じます．

（吉松由貴）

H　この段階で話し合っておくこと

〈本項のポイント〉
- **退院後の患者には入院中に医師から聞いたお話を聞いてみる.**
- **入院の印象はその後の治療方針を決める重要な情報の 1 つである.**
- **聞いた話はその後対応する医療者にもわかるようにカルテに記載する.**

退院後の患者さんには,「入院中にどんなお話を聞いたのか」聞く必要があります. 入院中は病名告知, 心肺停止時の方針決定などがされている場合が多いです. 紹介状にそのあたりのことは書かれているかもしれませんが, それが患者さん・ご家族に正確に伝わっているか？　どのように受け止めているか？はわかりません. 特に昨今のコロナ禍では対面で時間を取って医療者と話す機会が減り, 医療者側の意図が上手く伝わっていない場合があります. また急なお話に戸惑われている場合もあります.

「入院中どんなお話を聞きました？」

「この病気についてどんな風に理解されてますか？」

など聞いてみます.

退院前カンファレンスが開かれた場合も, 病院では患者さんも素直な気持ちを話しにくいこともあると思います. 自宅の慣れ親しんだ環境では

「誤嚥性肺炎の説明は聞いたけど, 専門用語が多くて難しくてよくわからなかった…」

「急に心臓が止まったときのお話をされてびっくりした」

「もうご飯食べられないのかもしれないと, とても心配だった」

など思ってもいなかった想いが聞けるかもしれません.

入院の印象についても聞いてみます. 今後誤嚥性肺炎を繰り返したときに入院するか自宅で診ていくかに関わることがあります. 自宅でもできることを説明し, 今後の誤嚥性肺炎診療の方針の相談につなげていくとスムーズにお話ができます. 以下のような意見が聞けるかもしれません.

「病院は自宅と全然違う. できるだけ家で過ごせるといいな」

「コロナもあって全然会えないし, 世話もできなかった」

「自宅だと不安もあったけど，入院できて安心だった」

そしてお話を聞く中で得た情報を患者さん・ご家族に了承を得た上でカルテに記載し共有します．次に状態が変化したとき，対応するのは主治医とは限りません．夜間や休日では当番医や訪問看護が対応することもあります．そのときにせっかく聞いていた情報が当番医まで伝わらず，患者さん・ご家族の考えを聞いていたのが無駄になってはいけません．

（長野広之）

その後

退院前に病院スタッフや患者さん，ご家族を交えてカンファレンスを開催し，退院に向けて宅配食の手配を行いました．また，在宅でも廃用の改善をはかれるように理学療法を取り入れ，体調が改善したら食形態も上げていけるよう，ご家族と訪問看護師で食事観察の手引きを用いながら評価していくこととなりました．

患者さんやご家族に入院の印象を聞くと，入院中の説明はわかりやすく診療に不安はなかったが，面会ができなかったので，今後はできるだけ家で暮らしたいとのことでした．

文献

1) Yoshimatsu Y et al: Careful history taking detects initially unknown underlying causes of aspiration pneumonia. Geriatr Gerontol Int 2020; 20(8): 785-790.

2) Mizumoto J: D rug Overflow: Polypharmacy-Related Adverse Drug Reaction Triggered by Hospitalization. Am J Med. 2021 Mar; 134(3): e207-e208.

インタビュー③

ケアマネジャー 川添チエミ さん
（嵯峨野病院居宅介護支援事業所）

ケアマネジャーの視点

Q ケアマネジャーさんはどんなことされてるのですか？

A ケアマネジャーの仕事はケアプランの作成や介護に関わる多職種の調整です．重要なのは利用者さん・ご家族の思いを多職種へ代弁していくことだと思っています．利用者の方が直接言えないことをケアマネジャーが医師につなぐ，あるいは訪問看護師から言ってもらう方がいいときもあります．マネジャーなので，チームのどこをつなぐ，どこを動かすと上手くチームとして動くのかを考えるのが仕事だと思っています．嚥下食やとろみ食等の手配もできますので，気軽にご依頼ください．

Q 嚥下の悪い患者さんで現場で困ることはなんですか？

A 多職種で意見が矛盾することがある場合に困ります．たとえば医師と看護師，ヘルパーなどで食形態について意見が違うなどです．それは利用者さんやご家族を戸惑わせてしまいます．一番望ましいのは医師が，何が食べたい・食べられるのか，どの範囲ならよいのかということをいろんな人の意見を踏まえて決定し，利用者さん，ご家族，多職種のチームで合意を図ることだと思います．

Q 誤嚥性肺炎の患者さんが退院する前に病院側にしておいてほしいことはありますか？

A 色々ありますが，1つあげるとすると退院後のリスクの説明ですね．その説明を私たちケアマネジャーも聞いて，どういう風にカバーするかをケアプランに組み入れていきます．コロナ禍前は退院前カンファレンスに出向けていたんですが，今は行けない場合も多いです．そうなるとご本人の姿や食事の様子を見られないまま帰ってこられることが多いので，難しいですね．病院によっては食事の様子をビデオで見せてくださることもあります．どんな食事をどんな食べ方で食べておられるかなど，とても参考になります．

Q 逆に在宅側がしておくとよいことはありますか？

A 誤嚥性肺炎で入院された方が在宅に帰ってこられる際は，嚥下などの状態が変わって帰ってこられることがあります．その場合，入院前と同じプランに生活をあてはめようとすると，とても大変です．新たな調整が必要という視点でやった方がいいです．その判断はケアマネジャーだけでなく，医療職の手伝い，助言があった方がいいと思います．すぐに用意できないものは前もって準備しておいた方がいいので確認しておきます．ベッドなどは短期間で手配も可能ですが，人のサービスはそういうわけにはいきません．特にヘルパーなどは依頼したその日から援助してもらうことは難しいですね．

Q　医師や看護師にお願いしたいことはありますか？

A　ケアマネジャーから先生方へご相談するのにハードルが高い場合があります．訪問診療の先生は訪問時に私たちが伺えばいいのでやりやすいのですが，病院の先生方へは連携室や外来看護師を窓口にするなど工夫しています．そんなときに先生方から一言，促し，声掛けがあると，ケアマネジャーも安心して相談ができますのでとてもありがたいです．

インタビュー④

薬剤師の視点

薬剤師　平賀　愛さん
（うたまる在宅支援薬局）

Q　訪問薬剤師ってどんなことをされているんですか？

A　訪問して，薬の内服状況や副作用について聞きます．特に新しく処方された薬は注意しています．生活で困っていることも聞きますし，たとえば口の中の衛生状態が悪そうだと思ったらケアマネジャーに連絡して訪問歯科を提案したりもします．医師に言いにくいこと，たとえば残薬や実は飲みにくい薬があるなど相談を受けることもあります．残薬があった場合は理由を考えます．たとえば朝の分だけ残っていれば生活リズム的に飲むタイミングがない，ある薬だけ残っていれば飲みにくいのかな…？などと考えます．食事をしないと薬を飲んではいけないと思っている方もいるので，生活リズム的に昼食を食べない方だと昼の薬を飲まれないといった場合もあります．

Q　退院後の薬剤で注意することはありますか？

A　退院後に限りませんが，錠剤が大きい，内服回数が多いなどで飲めていないこともあるので，飲めているかを確認します．大きいものについては規格を小さなものにしたり（例：クラビット500は大きくて飲みにくいが250なら丸くて2つでも飲みやすい），OD錠への変更を医師へ提案します．ただ，OD

錠は口の中で溶けるので味がして嫌といった理由で飲みにくい人もいます．効能が落ちても内服していただくことを優先して内服回数の少ない薬への変更を提案したりもします．抗菌薬で１日３回や４回内服のものが処方されることがありますが，起きるのが昼だったり，介護サービスが入ってない場合で，内服が難しい場合があります．入院中とは違う，実際の在宅での生活状況に合わせた内服の仕方を確認して医師と調整することが必要です．

Q　誤嚥しやすい患者さんへの処方の注意点はありますか？

A　大きい薬や粉薬は注意が必要ですね．先程も言いましたが，大きい薬は小さい規格に変更してもらったり，粉薬は服薬支援ゼリーを使うことを提案します．内服する際の姿勢についても聴取します．ベッド上で過ごされる方はできるだけベッドをヘッドアップしてもらう，座位を取れる方は若干前のめりに座ってもらって内服してもらっています．むせこみが心配な方は，訪問した際に目の前で飲んでもらうようにしています．実際に内服している姿を見ることで気づけることも多いです．飲んでいる姿勢や一緒に飲んでいる水の量に注意します．

Q　薬剤師とのコミュニケーションのコツはありますか？

A　薬の疑義照会を医師に行うというのは薬剤師的には緊張する場面です．カルテを見ていない状態で，処方箋の内容と患者さんから聞き取る情報をもとに行う疑義照会は，医師の意図がわからない場合も多く，顔の見えない医師に対して確認してよいものか迷う場合も多いです．直接コミュニケーションをとったことがあれば疑義照会もしやすいですが，看護師や受付の方が疑義照会の対応を中継する場合などは，どんな医師が対応をしているかがわかりません．先生方は大変お忙しいと思うのですが，可能なら医師に直接疑義照会を聞いていただけると薬局との疎通性がよくなると思います．ほかには地域の薬局と一緒に勉強会を行うなどで交流しておくと顔の見えるよい関係が作りやすいと思います．

インタビュー⑤　　言語聴覚士　岩田綾由美さん

言語聴覚士（ST）の視点

Q　誤嚥性肺炎の患者さんが退院する前に，考えておくことはありますか？

A　ご家族に，退院日のご本人の分の食事を事前に作ってもらっておくようにしています．退院日はバタバタして慣れない食事の支度までするのが大変だからです．難しそうな場合は，エンシュア®H を退院の数日前に渡して，エンシュア®H ゼリーを作っておいてもらっています（レシピはちょっと寄りみち② p.70 参照）．

それから，環境要因は大事です．たとえば，食卓の椅子座面の高さ，座面の硬さによって，同じ座位でも嚥下機能がかなり異なります．足底がしっかり床につき，座面が硬ければ，足底や股関節からの反発力で口腔内圧も喉頭挙上の力も高まります．入院中でも，車いすではむせこむけれど付き添い用の椅子なら大丈夫ということは，よくあります．行儀悪いとされていますが安全な嚥下姿勢である犬食い姿勢が，自然に作りやすくなる机の高さもあります．ベッドで食べるならマットレスの硬さも然りですし，理由とともに，姿勢の作り方のポイントを説明します．説明だけでは難しいので，実際に何度か家族指導で一緒に姿勢をつくる練習をすると安心です．

Q　調理については，どのように指導していますか？

A　なるべくご家族と同じご飯として取り組みやすい形になるように注意しています．たとえば，「2 合分のお米を 3 合分の水で炊いてください」，「肉じゃがの代わりにツナじゃがにして煮崩して，器に盛ってから，玉ねぎの繊維を調理ばさみで切って，とろみ剤をふりかけてくるくる混ぜてください」，「なめこの味噌汁にして，汁だけ注いでください」などです．冷蔵・冷凍保存する分もあれば負担軽減になるので，多めに作ってもらうのもよいと思います．特にミキサー食の場合，作りやすくもなります．そうは言ってもミキサー食を作るのは大変なので，市販品やホワイトシチュー，ポタージュスープ，エンシュア®H ゼリーの作り方などを書いて渡します．在宅は，金銭的事情で選択されている方も多いのです．そういうとき，エンシュア®H を処方してもらえるとすごくありがたいんです．

Q　調理以外には，どんなことを指導していますか？

A 食前口腔ケアは有用です．もし無理ならうがいだけでも．特に不顕性誤嚥の方の7割以上に見られるのが，軟口蓋から口蓋垂咽頭後壁にかけてのねばねば唾液の貼りつきです．その膜のせいで，食べ物が入るよーという信号が脳に送られなくなってしまいます．スポンジブラシで拭って取り除くだけで不顕性誤嚥が激減します．

食事介助で食べている場合，咽頭乾燥に配慮して初めの一口は水分または果物ペーストなどを選択するようお願いしています．それから，「中止条件」を明確にしておくことを心がけています．3回むせこんだらその食事は中止，食事時間は30分で終了，ご本人からストップがかかったら終了，といった具合です．食べた量が少ない場合は，エンシュア®Hゼリーを追加する（またはおやつをエンシュア®Hゼリーにする）という方法もあります．

Q 在宅で食形態を上げるには，どうするといいですか？

A 偶然を使うのが結構よいと思います．今日のご飯はなんだかちょっと硬めになっちゃった，ミキサー食にちょっと粒が残っちゃった，水分のとろみがうすくなっちゃった，など偶然いつもよりも難しい条件になってしまうことがあります．そのような機会によく見てみましょう．このくらいだと前は食べにくそうだったけれど今は余裕がありそう，前はむせこんでいたけれど今日は大丈夫だった，など．数日たっても痰の増加や夕方の微熱がなかったら，条件拡大可能です．

Q 退院後に陥りやすい落とし穴はありますか？

A 脱水ですね．施設では配茶があることが多いのですが，在宅では水分不足で嚥下機能が落ちてしまう方が目立つ印象があります．気がついたら一口飲めるように手元に準備しておく，ご家族が外出するときも枕元にとろみ水を置いておいてもらう，氷をなめる，毎食のデザートにスポーツドリンクのゼリーなどもお勧めです．機能がぎりぎりのところで食べている方は，脱水などなんらかの影響があるとすぐ機能が落ちてしまうので，要注意です．ただ，水分は簡単に飲み込めると認識されていることがほとんどですので，危険性も説明しています．

Q 入院時に，食形態や摂取方法のほかに，在宅側からほしい情報は何ですか？

A 覚醒リズムです．人によっては起きる日と寝る日が交互だったり，朝は苦手だけど夜元気だったり，1日2食という人もいる．入院後すぐには掴めないので，評価のタイミングが合わないと，「覚醒悪いから食べられません」と言われてしまうことがあります．そういう情報があると，みんなが助かります．今回の入院を引き起こす要因に見当がついている場合や，体重や ADL の変化についても教えていただけるとありがたく思います．

Q 在宅のスタッフへ伝えたいことはありますか？

A 味わう喜びを一番感じられるのは在宅だと思います．まぐろのたたきは嚥下食になりうるのですが，病院でも施設でも残念ながら提供されず，決まった食物形態の中から選ばなければなりません．食べなれた味噌汁の味を楽しめるのも，在宅ならではです．そして，持てる力を発揮しやすいのも在宅です．たとえばパーキンソン病の薬が一番効いている時間帯を狙って好きなものを召し上がる方もいます．覚醒リズムが特殊な方も，在宅なら合わせてもらえます．好きなものでは嚥下機能が上がるので，大好物なら食べられるかもしれません．

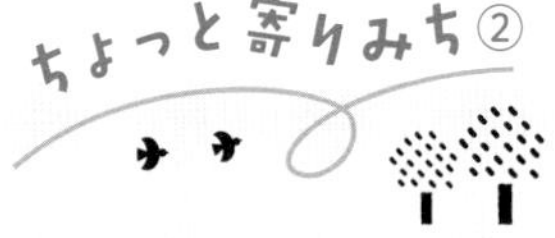

簡単で美味しい！ エンシュア®H ゼリーの作り方

ミキサー食を作るのは大変ですが，購入するには金銭的負担が無視できません．薬として処方できるエンシュア®H（ハイ）は，とろみをつけるとダマになりやすく，食感や安全性が問題になります．そこで，簡単なレシピを言語聴覚士岩田さんに伝授いただきました．

①冬は，エンシュア®H の缶をコタツで温めておく（夏はこの段階は不要です）
②ゼラチンの粉 5g を，お湯 50mL に溶かす
③エンシュア®H に②を入れて，混ぜて，冷蔵庫で冷やす．

※ゼラチンは大袋だと安価，個包装だと使いやすい
※硬すぎる場合は，②を全量使わず，少し残す
※エンシュア®H ではなく牛乳やスポーツドリンクでもよい

（吉松由貴）

第3章

家で治療する

多職種で連携し，在宅療養も順調に進んでいた矢先のこと．痰が増えたので去痰薬で様子をみていたら，発熱や息切れも伴うようになりました．どうやら誤嚥性肺炎が再発しているようです．「入院はしたくない，家で診てほしい」と患者さんにお願いされました．奥様はそばで不安そうにしています．どうしたものでしょうか．

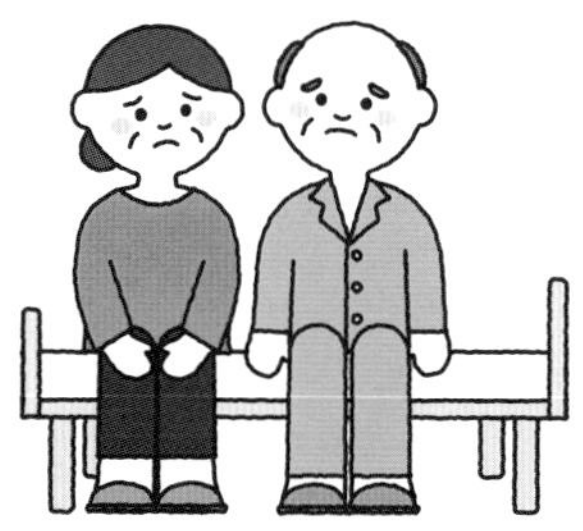

A 在宅での誤嚥性肺炎の診断

〈本項のポイント〉

- 肺炎初期に誤嚥性か否かを区別するのは難しい．治療と並行し，嚥下などの評価を丁寧に行う．
- 画像検査を行うことが難しい在宅医療では他疾患の除外が重要である．
- 血液培養はほかの検査が難しい在宅医療では重要な検査の１つである．

1. 誤嚥性肺炎には定まった診断基準がない

誤嚥性肺炎には定まった診断基準がありません．嚥下障害に加えて肺炎と診断できる場合に誤嚥性肺炎と診断する場合が多いと思います．一方で高齢者の肺炎において，誤嚥性か否かを初期に区別するのは難しいと思います．区別にこだわるより，広く「肺炎」と捉えて，肺炎の治療と並行し，嚥下機能や咳嗽力などの評価を丁寧にするのがよいのではないかと思います．

肺炎の診断について，筆者は高齢者の肺炎の診断に用いられる McGeer criteria を参考にしています（表 3-1）．McGeer criteria は主に施設入所中の高齢患者さんの感染症診断のためのサーベイランスとして開発されました（ちょっと寄りみち③も参照）．

病歴は呼吸器症状（咳，痰，呼吸数増加）に加えて全身症状にも注意します．表 3-1 の「3. 全身症状の基準」の内容をみてもわかるように精神状態や身体機能の変化は肺炎の診断に重要です．高齢者は呼吸器症状が乏しい場合があり，全身症状が発症時の主症状になる場合があります．食事量は減っていないか，歩けていた距離が歩けなくなっていないか，傾眠傾向やせん妄状態はないかなど普段からの変化を問診します．ご家族や介護者の「いつもと様子が違う」といった指摘から誤嚥性肺炎が判明する場合もあります．

身体所見ではラ音や呼吸音の左右差などに注意します．誤嚥性肺炎では誤嚥物が背部に落ち込むことが多いので，背部を聴診します．患者さん自身で体位がとれず背部聴診が難しい場合でも，ご家族などに手伝ってもらいながら背部の診察を行います．

表 3-1　McGeer criteria での肺炎のサーベイランス基準

〈肺炎は下記の項目全てを満たす場合に診断〉
1. 胸部 X 線写真で肺炎または新しい浸潤の存在を認める
2. 呼吸器系の下位基準を 1 つでも満たす a. 新規または増加した咳 b. 新規または増加した喀痰 c. SpO_2<94% or 普段より 3% 減少（室内気） d. 新規または変化した聴診所見 e. 胸膜炎による胸痛 f. 呼吸回数≧ 25 回 / 分
3. 全身症状の基準を 1 つでも満たす a. 発熱 b. 白血球増加 c. 精神状態の急な変化 d. 身体機能の急な変化

（Stone ND et al: Surveillance definitions of infections in long-term care facilities: revisiting the McGeer criteria.Infect Control Hosp Epidemiol. 2012 Oct; 33(10): 965-77.）

肺炎の診断には画像検査で肺炎像を確認したいところですが，在宅では X 線，CT などの画像検査ができません（一部の施設ではポータブル X 線は使えるかもしれません）．その場合，超音波検査が役に立ちます．肺超音波検査で局所的な B line は肺炎を示唆します[1)]．またびまん性の B line は心不全を示唆しますので，低酸素の鑑別としての心不全の診断にも有用です．熱源検索という意味でも超音波検査は重要です．一方で画像検査による答え合わせのできない在宅医療現場では技術向上が難しい場合もあると感じています．そのため，画像の撮れる病院セッティングのときから肺エコーを練習し技術を高めておくことはとても重要です．

2. 何はともあれ他疾患の除外！

在宅医療で診る高齢患者さんでは

- 呼吸器症状が乏しい
- 発熱に伴い SpO_2 が下がりやすい背景疾患（心不全，COPD）を持っている
- 画像検査ができない
- グラム染色などの痰の検査も難しい

などの特徴があるため，肺炎の診断が難しく，誤嚥性肺炎の診断には他疾患の除外が必要です．鑑別すべき他疾患と診療のポイントを表 3-2 にまとめます．

誤嚥性肺臓炎は化学性肺臓炎とも呼ばれ，pH の低い胃内容物が下気道に誤嚥されることによって起こるものです．誤嚥性肺炎が発症のエピソードがはっきりしないのとは対照的に誤嚥性肺臓炎では嘔吐後の誤嚥など誤嚥エピソードが目撃されうるのが特徴です[2)]．二次的に細菌感染を起こすことはあるものの，初期に細菌関与は少なく支持療法のみで 24 ～ 48 時間で治ることもあります（ただし制酸薬が投与されている場合や小腸閉塞がある場合は除きます）[3)]．在宅で誤嚥性肺炎を疑うような患者さんでは誤嚥性肺臓炎を考える機会は少ないかもしれませんが，嘔吐や食事中の明らかな誤嚥からの肺炎のようなケースでは誤嚥性肺臓炎を疑い，抗菌薬なしで慎重に経過を診てもいいかもしれません．実際は誤嚥性肺臓炎と肺炎はオーバーラップしていることも多いと考えられます．

腎盂腎炎は高齢者では無症候性細菌尿が多く，CVA tenderness などの身体所見も目立たないことがあり初期の確定診断が難しい疾患です．画像検査で肺

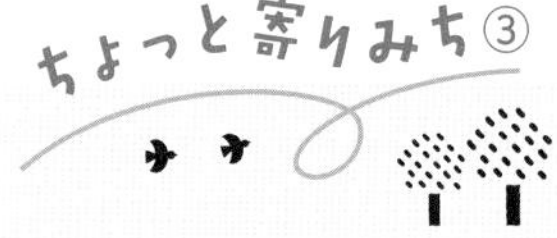

在宅で誤嚥性肺炎に早く気づくには？

誤嚥性肺炎は，早く気づいて対処できると家での抗菌薬治療で難なく乗り切れることが多いものの，重症化してしまうと嚥下機能や体力がなかなか回復せず，大変です．在宅で早期に発見するポイントは，「夕方の検温」です．小さな誤嚥を繰り返して誤嚥性肺炎になる場合，夕方に微熱が出るけれど朝は解熱しているという状態が数日続いてから高熱が出ることが多いです．そこで，できれば朝夕 2 回の検温をしてもらい，特に夕方の微熱に注意してもらいます．対応力の高いご家族なら微熱の翌日は嚥下しやすいものだけ食べるようにする（たとえばエンシュア®ゼリーとスポーツドリンクゼリーだけにする）こともできますし，対応が難しいなら夕方の微熱が 2 日続いたら連絡してくださいという手もあります．入院させずに早期発見するには，夕方の検温は大切です．これは言語聴覚士 岩田さん（インタビュー⑤）も一押しの方法です．

（吉松由貴）

表 3-2　誤嚥性肺炎診断時に考えなくてはいけない鑑別疾患

鑑別疾患	診断のポイント
誤嚥性肺臓炎	嘔吐の病歴，誤嚥の目撃の有無
腎盂腎炎	CVA tenderness の有無，尿培養，血液培養
胆嚢炎，胆管炎	腹部診療，採血での肝胆道系酵素の確認，腹部エコー
蜂窩織炎	服を脱がせて皮膚の視診，触診
褥瘡感染	背部や骨盤部などの視診，触診
偽痛風	関節腫脹，熱感などの確認
COVID-19，インフルエンザ	周囲の流行状況，迅速抗原検査，PCR
肺がん	肺がんで気道が閉塞しているとなかなか治らない肺炎になる
結核	熱や食思不振，体重減少の経過が長い (2 週間以上) 抗菌薬治療で少し良くなるが，繰り返す

炎像を確認できない在宅医療では，肺炎と腎盂腎炎はその common さから最後まで発熱の鑑別疾患として残ると思います．しかし，この 2 つの疾患は治療期間が違います．後々治療期間や抗菌薬選択に悩まないためにも筆者は誤嚥性肺炎を疑う場合にも尿培養はできるだけ取っておくようにしています．見逃しやすいのが蜂窩織炎や褥瘡感染です．在宅では服を脱がせたり，姿勢を変えたりするのも一苦労のことが多いですが，しっかり診察しないと見逃すという意識を持って診察します．

もう 1 つ注意が必要なのは結核と肺がんです．熱や食欲不振，体重減少の経過が長い（2 週間以上），抗菌薬治療で少し良くなるものの繰り返すなどの場合は結核を疑い，抗酸菌のチェック（痰を出してもらうのは難しい場合が多いのですが…）や紹介しての画像検査を考慮します．誤嚥性肺炎を繰り返す場合は肺がんなどの気管の閉塞病態が鑑別になるため，その意味でも画像検査を考慮してもよいかもしれません．

3. 嘔吐，意識障害があれば要注意

嘔吐後の低酸素血症や意識障害に伴う誤嚥では誤嚥性肺炎（誤嚥性肺臓炎）は結果であり，その裏に嘔吐や意識障害の原因疾患が隠れている場合があります．嘔吐の原因には腎盂腎炎を含む敗血症や腸閉塞，中枢病変（脳出血，小脳梗塞），心筋梗塞，そして意識障害の原因ではコモンなものとして頭蓋内疾患

表 3-3 菌血症の予測に使えるスコア

SIRS	Shapiro の prediction rule
● 体温 38°C以上ないしは 36°C以下 ● 脈拍数 >90 回 / 分 ● 呼吸数 >20 回 / 分 or $PaCO_2$ ≦ 30mmHg ● 白血球 12,000 以上ないし 4,000 以下あるいは未熟顆粒球が 10% 以上 **2 項目以上で陽性と判断**	**〈大項目〉** 感染性心内膜炎疑い，体温 >39.4°C，血管カテーテル留置 **〈小項目〉** 体温 38.3-39.3°C，65 歳以上，悪寒，嘔吐，収縮期血圧 <90mmHg，WBC>18,000/uL，Cr>2mg/dL，血小板 <150,000/uL，Neutrophils>80%，Band forms>5% **大項目 1 つもしくは小項目 2 つで陽性**
陽性尤度比 1.1-1.8 陰性尤度比 0.09-0.75	陽性尤度比 1.3-1.4 陰性尤度比 0.07-0.1

（Jones GR, Lowes JA: The systemic inflammatory response syndrome as a predictor of bacteraemia and outcome from sepsis. QJM. 1996; 89(7): 515-522. および Shapiro NI et al: Who needs a blood culture? A prospectively derived and validated prediction rule. J Emerg Med. 2008 Oct; 35(3): 255-64. より作成）

（脳梗塞，脳出血），薬剤（睡眠薬，オピオイドなど）の影響，低血糖などがあげられます．

4. グラム染色や各種培養は？

肺炎の診療の基本は痰のグラム染色で診断や起因菌の推定を行い，痰培養で起因菌を同定し抗菌薬を決定していくことです．しかし残念ながら在宅医療の現場では

- 患者さんが高齢で良質な痰の喀出が難しい
- 吸引の機械がない場合がある
- グラム染色できる環境がない
- グラム染色できるとしてもすぐにできない（菌体が自己融解してしまう）

などの理由で痰グラム染色や痰培養が行えないことも多いのではないでしょうか．筆者自身もできていないことが多いです．

血液培養は菌血症を検出するために行うわけですが，菌血症の予測には表 3-3 のようなものがあります．一方で各予測に含まれている重要な項目（血管カテーテル留置，悪寒，嘔吐など）を意識しながら，菌血症の検査前確率を見積もって血液培養を行うか判断することが重要です．

血液培養は2つ以上の場所から20mL以上の採血を必要とし，手技の煩雑さも患者さんに与える侵襲もあるため，在宅医療の現場では行われない場合も多いとは思います．しかし発熱対応初日に確定的な診断は難しく，また在宅では画像検査などほかの検査が行いにくい状況でもあることから，筆者は血液培養を誤嚥性肺炎が疑われる場合にも積極的に行っています．当初は在宅で診ていく予定でも，経過次第では（なかなか解熱しない場合など）途中で病院に紹介する場合もあると思います．その際も抗菌薬投与前の培養検査があれば，病院で治療方針を立てやすいのではないでしょうか．

（長野広之）

B 在宅医療でできることは？

〈本項のポイント〉

- 在宅で診るかの判断には病状や家族の介護力を踏まえる．そしてできること，できないことを患者や家族に理解してもらいながら相談する．
- 特別訪問看護指示書の交付で訪問看護師に入ってもらい，抗菌薬注射や補液，患者のケアが可能になる．
- 在宅での誤嚥性肺炎診療では医師以上に訪問看護師の役割が大きい．

1. 誤嚥性肺炎をどこで診ていくか？そのときに考えるべきこと

誤嚥性肺炎を診断すれば，次は患者さんをどこで治療していくか（在宅 or 病院に紹介）を考えなければいけません（ちょっと寄りみち④）．誤嚥性肺炎患者を病院に紹介する基準としては表 3-4 のようなものがあげられます．

入院診療ではモニター管理や集学的治療，医療者の細かなケアなどが可能になります．一方で高齢者の入院にはせん妄や転倒，感染などのリスクも存在します．本来病院に紹介すべき状況でも，患者さんやご家族の希望で自宅で診て

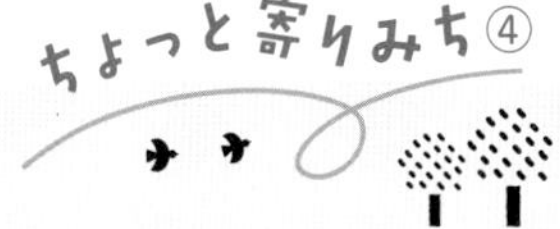

医師は自分の診療を客観的に見られるべき

誤嚥性肺炎に限らず，患者さんの状態が変化し在宅で診ていくか病院に紹介するか判断する際に，医師の考えが在宅医療もしくは紹介に片寄りすぎていると患者さん・ご家族，そしてほかの職種が考えを述べにくくなる場合があります．良くも悪くも医師の影響力は大きく，医師の価値観を押しつけるようなことがあってはいけません．診療の場面で自分の判断に気持ちが入りすぎていないか，俯瞰的に見る必要があります．

（長野広之）

表 3-4　誤嚥性肺炎患者を病院に紹介する基準

- SpO_2 が Room air で 90% 未満
- 呼吸困難や胸痛が強い
- 頻呼吸 (呼吸数 20 回以上) を認める
- 意識障害，混乱が見られる
- 家族での看護，介護が難しいと考えられる

表 3-5　在宅でできること，できないこと

在宅でできること	在宅でできないこと
● 1 日 500 ～ 1,000mL 程度の補液 ● 1 日 1 ～ 2 回の注射 ● 持続皮下注射 (鎮痛，鎮静) ● 特別看護指示書で毎日訪問看護 ● 採血検査(当日に結果が出ないことが多い) ● 吸引，ネブライザー	● モニター管理 ● 人工呼吸器管理や昇圧薬などの集中学的治療 ● 1 日複数回の注射 ● 医療者（医師，看護師，療法士）の細かなケア ● 高度な検査

いくことを考慮する場合もあると思います．その場合在宅でできること，病院でないとできないこと（= 在宅でできないこと）を理解し，患者さん・ご家族と共有します（表 3-5）．在宅では入院医療に比して，急変するリスクが高いことや治療の失敗に気づきにくいことも説明しておかなければいけません．

通常介護保険を使っている患者さんの訪問看護は介護保険内で賄われ，訪問看護を増やす場合，ほかの介護サービスとの調整が必要になります．しかし誤嚥性肺炎の急性期では，特別訪問看護指示書を交付することで 14 日間医療保険で看護師に訪問してもらうことができ（ちょっと寄りみち⑤），毎日の抗菌薬注射や補液，患者さんのケアが可能になります．補液や抗菌薬注射を 1 日に複数回行うのは難しいことが多いです（ご家族の協力や訪問看護のマンパワーがあれば可能なこともあります）．

訪問看護やヘルパーによる介護があるとはいえ，急性期の患者さんの介護はご家族に肉体的にも精神的にも負担をかけます．急性期は通所系サービスの利用が困難になる場合もあります．誤嚥性肺炎を家で診るかどうかの判断にご家族の介護力は重要なポイントです．そして患者さんやご家族からの不安や連絡に迅速に対応できる看護・診療体制が在宅医療には求められます．

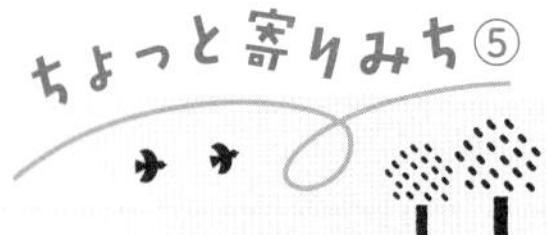

特別訪問看護指示書とは

特別訪問看護指示書は，利用者が急性感染症等の急性増悪期，末期の悪性腫瘍等以外の終末期，または退院直後で「週4日以上の頻回の訪問看護の必要がある」と医師が認めた場合に交付でき，医師の診療を受けた日から14日以内が有効期限です．医療保険の利用で交付され，1人につき月1回交付できます．気管カニューレを使用している，または真皮を超える褥瘡がある場合は月2回まで交付できます．

（長野広之）

2. 訪問看護師との連携

急性期疾患を在宅で診る場合，訪問看護師との連携は欠かせません．病院では毎日医師が回診して患者さんの状態を確認できますが，在宅医療ではその役割は主に訪問看護師が果たすことになります．お願いする際は，現在の病態や今後の見通し，診療で診てほしいポイント，医師に連絡するタイミングなどを共有します．また訪問看護師が抗菌薬注射や補液，採血などがスムーズに行えるように薬剤や輸液セット，サーフロ留置針やヘパリンロック，アルコール消毒綿，採血管などを医療機関が設置する必要があります．

（長野広之）

C 新規原因診断

〈本項のポイント〉

- **誤嚥性肺炎を繰り返す患者では，原疾患に加えて新しい原因が起こっていないか確認する．**
- **嘔吐を起こす疾患，上部消化管疾患，新たな薬剤は必ず確認する．**
- **生活習慣（食事，介助，義歯の状況）の変化も誤嚥性肺炎の原因になる．**

1. 予防と予後予測のための原因診断

誤嚥性肺炎では，肺炎の診断や治療をしているだけでは，また肺炎を繰り返してしまいます．予防策をとっているつもりでも，一般的な対策だけでは，根本的な解決は得られません．的確に予防するには，そもそも誤嚥性肺炎になぜなったのかという原因を知る必要があります．予後を予測したり，患者さん・ご家族が安心して生活を送るためにも，大切です．表 1-1（p.3）のような原因を想定しながら，患者さんの症状や身体所見，食べ方，暮らし方を見直してみるところから始めます．

a. 疾病

誤嚥性肺炎を起こしやすい原因には，神経疾患や脳卒中，重度認知症などがあります．これらのため誤嚥性肺炎を繰り返している患者さんでも，たとえばサルコペニアや逆流性食道炎，食道がんなど新たな疾患を合併することもあります．あるいは，痙攣など意識障害をきたす疾患や，尿路感染症や胆嚢炎などに伴う嘔吐が，誤嚥性肺炎を二次的に起こしていることがあります．診断名が1つあるからと納得する前に，新たな変化や矛盾する症状がないか，考えることを習慣化します．

b. 薬剤性

原因は疾患だけではありません．薬剤が誤嚥性肺炎を起こしやすくしていることは多々あります．制酸薬（PPI や H_2 阻害薬），傾眠や意識障害をきたす薬，咳を和らげる薬，口を乾燥させる薬などはいずれも誤嚥性肺炎の原因になります．ここ数週間や数ヵ月で開始・増量・変更になった薬剤がないか，お薬手帳で確認するほか，飲み方に変化がなかったか，腎機能障害や体重減少，相互作用などにより薬効が増強していないかも確認します．処方箋を確認したつもりでも，手持ちの鎮咳薬や睡眠薬が原因になっていることもあります．

c．生活の変化

高齢者や基礎疾患がある患者さんは誤嚥性肺炎をきたしやすいため，日ごろの過ごし方が少し変わるだけでも，肺炎にさらになりやすくなります．たとえば食べ物の内容や，食べる姿勢，食事の介助者などに変化がなかったでしょうか．透析後などは疲れが出やすく，誤嚥をしやすい患者さんもいます．歯磨きを介助してもらっていた患者さんが自力で行うようになると肺炎をきたしやすくなることもあります（これは退院に際してよく見られます）．体調や季節の変化から臥床がちになり，嚥下機能や喀出力が低下しているかもしれません．義歯が合わなくなり，食事中に装着していなかったり，義歯の掃除がうまくできていないかもしれません．生活を知ることができる在宅でこそ，こうした気づきが肺炎の予防につながりやすくなります．

（吉松由貴）

D 在宅で行う抗菌薬治療

〈本項のポイント〉

- **誤嚥性肺炎で嫌気性菌カバーは必ずしも必要ない．重症度や耐性菌のリスク，口腔内衛生状況などから判断する．**
- **内服抗菌薬で治療する場合には嚥下能力，服薬アドヒアランス，介護状況などを考慮する．**
- **セフトリアキソンは適度なスペクトラム，1日1回投与，腎機能補正が必要ない，ワンショット静注ができるなど使いやすい抗菌薬だが注意点も存在する．**

在宅での誤嚥性肺炎治療で使う抗菌薬には

- 内服：アモキシシリン・クラブラン酸，レボフロキサシン，クリンダマイシン
- 注射：セフトリアキソン，レボフロキサシン，イミペネム・シラスタチン

などがあります．

1. 誤嚥性肺炎では嫌気性菌カバーは必要？

抗菌薬を選択する際にはどの菌が関与しているのかを考えなくてはいけません．誤嚥性肺炎といえば嫌気性菌カバーでアンピシリンスルバクタム！と思うかもしれません．実際1970年代に行われた誤嚥性肺炎患者さんの微生物学的評価を行った研究では嫌気性菌の関与が示唆されていましたが，検体採取の問題や患者属性の偏りがあったと言われ，近年では嫌気性菌の関与は少ないのではとも言われています（さまざまな意見があります）[3)]．誤嚥性肺炎だからといって一概に嫌気性菌のカバーをするのではなく，患者さんの重症度や耐性菌のリスク（入院歴や過去の抗菌薬使用歴），口腔内衛生状態などを考慮し，嫌気性菌カバーをするか考えます[4, 5)]．

2. 各種抗菌薬について

アモキシシリン・クラブラン酸は横隔膜下の嫌気性菌をカバーしていることは利点ですが，大きくて飲みづらい場合があるのが欠点です．粉砕したいところですが，クラブラン酸カリウムの吸湿性が極めて高く粉砕すると吸湿により力価が低下するため，粉砕する場合は直前に行う必要があります．ほかにはクラバモックス小児用配合ドライシロップを使うという手もあります．アモキシシリン・クラブラン酸を用いる場合は，アモキシシリンを併用します．これには肺炎球菌などへの活性を十分にするためにアモキシシリンを高用量にするため，かつクラブラン酸の用量を抑制し副作用の消化器症状を減らすためです．

レボフロキサシンは，何といっても1日1回の内服でよいのが利点です．特に在宅医療だと服薬アドヒアランスが不良な場合やご家族やヘルパーが内服介助できる回数が少ない場合があり，できるだけ内服回数を減らしたい場面があります．結核を partial treatment してしまうことは覚えておかなければいけません．

〈内服薬処方例〉
- アモキシシリン・クラブラン酸 250RS 1回1錠 1日3回に加え，アモキシシリンカプセル 250mg 1回1錠 1日3回を5～7日間
- レボフロキサシン錠 500mg 1日1回5～7日間

在宅でよく用いられる注射抗菌薬はセフトリアキソンです．セフトリアキソンの利点はなんといってもその使いやすさです．グラム陽性菌から陰性菌，口腔内嫌気性菌まで適度なスペクトラムを有し，1日1回投与でよく，腎機能補正もいらない，ワンショットで静注もできる（短時間で投与できるため在宅滞在時間を短くできる）．適応外ではありますが，皮下注射もできます（30分で投与）[6]．横隔膜下の Bacteroides などの嫌気性菌はカバーできていないため，それらのカバーのためにクリンダマイシンを内服で加えることもあります．

〈注射剤処方例〉
- セフトリアキソン　1-2g 1日1回　経静脈投与 5-7日間

セフトリアキソンは便利な一方で以下のような注意点があります．

- 横隔膜より下の嫌気性菌以外にも腸球菌，MRSA，*Stenotrophomonas maltophilia*，緑膿菌，ESBL 産生菌，AmpC 過剰産生菌には効かない．
- カルシウム含有液と難溶性塩を生成するため，併用する輸液には注意．
- 胆泥，胆石を起こし，胆嚢炎の原因となる．
- 腎不全，血液透析を行っている患者さんでは脳症を起こすことがある．

在宅では反射的にセフトリアキソンを使ってしまいがちですが，注意点に気を配りながら使っていく必要があります．セフトリアキソンでカバーできない耐性菌などの関与を考える場合に，使う注射抗菌薬としては1日1回投与で済むレボフロキサシンや筋肉注射ができるイミペネム・シラスタチンなどがあります．

3. 治療期間は？

治療期間については肺炎全体としても昨今では短縮化される傾向にあります．誤嚥性肺炎では熱や酸素状態などの経過をみながら5～7日間の抗菌薬投与を行うことが多いです．経過が悪い場合は膿胸や肺化膿症を考えて，超音波検査で胸水貯留の確認や画像検査のための紹介を考慮します．もちろん，実は別疾患だったということも考えなくてはいけません．

（長野広之）

E 排痰管理

〈本項のポイント〉
- **誤嚥性肺炎の急性期治療に積極的な排痰は重要である.**
- **体位ドレナージ, 体を動かす, 脱水補正などを行う.**
- **体位ドレナージは家族に行ってもらうのが難しいことがあり, 家族に対応が難しい場合は, 看護師・介護士の協力を得る.**

1. 肺炎急性期の排痰管理

肺炎の急性期には, 気道分泌物が増えるものの, 脱水のため痰が硬くなったり, 息切れのため強い咳が出なかったりして, 喀出が難しくなります. そのままにしておくと, 肺炎の遷延・悪化や無気肺の原因となります. 肺炎を早く治すには, 病状の変化や痰の部位の変化に気を配りながら積極的な排痰を行うことが鍵になります. 慢性期における排痰管理 (2-F 参照) を基本に, より積極的に働きかけることになります.

2. 在宅で行う体位ドレナージ

a. 貯留部位の把握

できれば, 痰貯留の有無や部位を評価します. 背部も含めた丁寧な聴診と触診を行います. 両手を胸郭に当てると, 呼吸に合わせて分泌物が振動し, 痰の部位がわかります. 慣れるとご家族にも痰の様子を経時的にみてもらうことができます. もし痰の部位がわかりそうなら, その部分が上になるような姿勢をとり, ドレナージを行います. たとえば右背側に痰が多そうなら, 枕などを活用して左半腹臥位をとります (図 3-1). 少し側臥位にしただけでは, 結局は背側へ重心がずれやすいため, 積極的なドレナージを行うには, 腹臥位に近い姿勢をとることが有効です.

貯留部位がわからなくとも, とにかく重要なのは, 身体をよく動かすことです. 図 3-1 を参考に, 身体をしっかり左右に動かします. 特に, テレビや壁

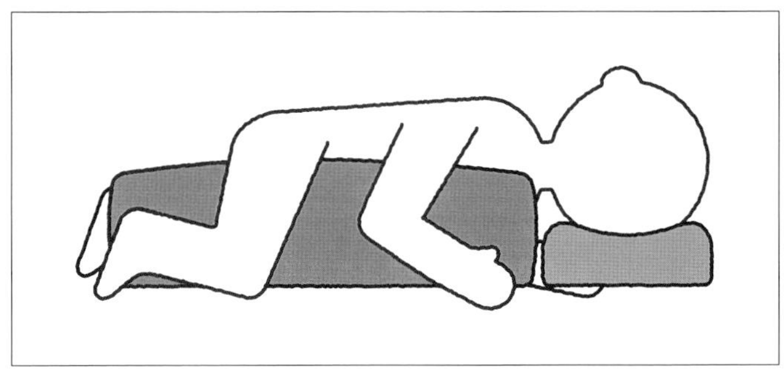

図 3-1　体位ドレナージ（右背側に痰がある場合）

の向きなどから一方向を向いている時間が長い場合は，下になっているところへ痰が貯留し無気肺になりやすいため，反対側を向くように（ときには枕やテレビの位置を変えるなどして）促します．

b. 安全の確保

体位ドレナージにより痰が中枢気道へ流れてきても，自力で喀出できなければ，痰による窒息のような状態になってしまい，かえって呼吸状態が悪化することもあります．力強い咳ができない患者さんでは，吸引などができる体制を整えてから行うことが勧められます．

c. 指導方法

在宅では，特殊な姿勢をとることや，何度も体位変換をすることは，難しくなります．医療者にとっては体位変換は見慣れたものであっても，ご家族にとっては心理的にも身体的にも負担は大きいことを忘れてはいけません．そこで，いかに簡単に伝えられるか，相手の不安や負担に配慮しながら指導法を柔軟に変えられるかが鍵を握ります．

たとえば寝返りを自力でできる患者さんであれば，「なるべく左下にして寝るようにする」よう伝えたりします．すると始めは左下で横になっていて，気づいたら寝返りをするでしょうから，ちょうど褥瘡を予防し，色々な体位をとることができます．もし自力で動くことがない場合には，褥瘡や反対側の無気肺のリスクになるため，たとえば看護師の訪問時に左側臥位にして，ご家族で仰臥位へ戻してもらう，といった方法もあります．また，特殊指示で訪問看護の回数を増やす，あるいは訪問介護士の手を借りるなど，ご家族の負担を軽減する方法を考えます．

3. 痰を出しやすくする全身管理

排痰ドレナージのために臥床時間をあえて長くしていては，排痰がより困難にもなります．なるべく座ったり歩くなど，身体を起こし，深呼吸をして，声をしっかり出すことこそ，痰を動かして出すことへつながります．肺炎だから安静にしなくては，と考えている患者さんも多いのです．呼吸状態が許す場合は，身体を動かす重要性をお話しし，場合によっては理学療法を短期的に導入あるいは頻度を増やすことも検討します．

さらに，在宅では輸液を多量には行いにくいため脱水になりやすいことに留意します．痰が硬く出しづらくなるのを防ぐため，なるべく飲水を促します．ネブライザーの使用に抵抗がなく効果がありそうなら活用することも選択肢ですが，エビデンスが多いわけではなく，どうしても必要というわけではありません．痰が絡むからネブライザーと体位ドレナージ，といった安易な指示は推奨できません．効果が期待できない場合もあるほか，特に在宅では，介護者の負担を増やしてばかりにもなりかねません．その患者さんはなぜ痰が絡み，どのようにすればその量を減らしたり出しやすくできるのか，さらにはその患者さんの暮らしのなかでどんな方法であれば取り入れやすいか，というところまで考えて，ときに多職種で相談し合いながら，対策を検討します．

（吉松由貴）

F 食事，飲水，内服

〈本項のポイント〉
- **肺炎急性期も安易に絶食にせずフローチャートに沿って評価・介入する.**
- **体調に合わせて食形態，量，補助食品，薬を調整する.**
- **誤嚥性肺炎を繰り返す場合は急性期の対応を事前に話しておく.**

1. 肺炎急性期の食事の考え方

肺炎急性期には，発熱や倦怠感，痰がらみ，息切れにより，嚥下したり，誤嚥物を喀出することが難しくなります．普段から嚥下機能に心配がある方では，なおさらです．また，症状は日々変わるため，前日まで食べられていたものが，翌日も安全とは言えません．かといって，安易に絶食としてしまうと，栄養状態や嚥下機能はさらに低下してしまいます．そこで，体調に合わせて安全なものを摂取できるよう，フローチャート（図 3-2）に沿って評価を行うことをお勧めします．在宅では専門家による頻繁な評価が難しいことや，ご家族が食事を介助する点などを考慮して，迷うときには一時的により安全な食形態とすることがお勧めです．なお，この考え方は肺炎だけでなく，尿路感染や熱中症など，ほかの理由で体調が不安定なときにも同様です．

2. 体調が不安定なときの嚥下評価

体調が優れないときに嚥下評価を行うのは，不安を伴うかもしれません．しかし，誰しも毎日 1L 近くの唾液を嚥下しています．つまり，唾液を嚥下できているようなら（唾液が口元からあふれてこないなら），少々の水を摂取した程度で病状が急激に悪化することはありません．水や食べ物を用いた嚥下評価を行えるかどうかは，フローチャートの一段階目で判断します．救命救急でおなじみの ABCDE と同じですので，覚えておくと便利です．次の段階の簡易評価（図 1-7 p.24）も含め，数分で行うことができます．

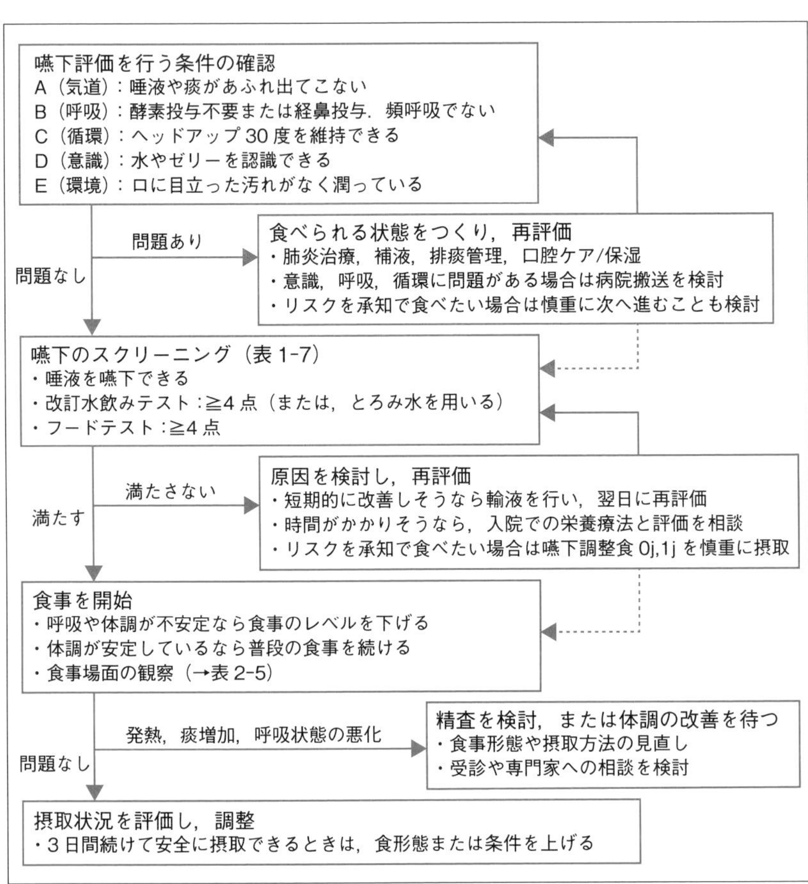

図3-2　不安定期に家で行う摂食嚥下評価フローチャート

（吉松由貴：誤嚥性肺炎の主治医力 p.xxvi，南山堂，2021を在宅用に改変）

3. 体調に合わせた食事の調節

嚥下評価や全身状態をもとに，食形態を普段どおりまたは少しレベルを下げることを検討します（表2-3 p.47）．普段より軟らかめに調理をする，一口大に切り分ける，とろみやあんかけをかけて食べる，ゼリーやプリン類を活用する，など自宅でもできる調整を知っておくと便利です．患者さんが食べたいと思わないときにあまり無理をして食べさせることは，誤嚥のリスクを高めることにもなるため，注意します．特に肺炎急性期などは疲れやすいため，少量の評価では大丈夫そうでも，食事の終盤には誤嚥をしやすくなっていることがよくあります．量をたくさん食べるよりは，少量でもカロリーをしっかりとれるよう，たとえばお粥だけ食べることや，プリンやアイスクリーム，補助栄養剤も活用するとよいでしょう．

体調がすぐれないときは飲水や食事の姿勢も崩れがち，口腔ケアも怠りがちです．ベッドで飲み食いをするにしてもヘッドアップして枕で頸部を前屈すること，口腔ケアはきちんと続けること，口をよく保湿することなどといった基本は，こんなときこそ重要です．改めて声をかけるようにしています．

4. 内　服

薬を服用することは，液体と固形物という2つの異なる性質のものを同時に飲まなければならず，嚥下機能がしっかりと備わっていなければうまく行えません．水で誤嚥をしたり，薬が口や喉に残留して潰瘍や味覚障害を起こす原因にもなります．肺炎急性期には普段よりさらに誤嚥をしやすくなっていることを踏まえて，服薬に伴うリスクをなるべく軽減する必要があります．

a. 必要な薬の選別

まずは，肺炎急性期にも続けなければならない薬がどれかを選びます．たとえば抗パーキンソン病薬などは，一度でも抜くとさらに誤嚥をきたしやすくなるため，なるべく継続したい薬です．逆に制酸薬や抗血小板薬，抗凝固薬，降圧薬，経口血糖降下薬などは，必要そうに感じますが，1～2日程度の休薬は大きな問題にはなりません．さらに，脂質異常，尿酸に対する薬や睡眠薬などは，そもそも必要かどうかを見直すよい機会であるとも言えます．

どうしても必要な薬は，錠剤をなるべく小さくする，あるいは簡易懸濁をする，粉末をうまく飲める場合には散剤にする，などといった方法を検討します．

b. 服薬方法

普段は意識せずに服薬ができている場合も，肺炎急性期には誤嚥や残留がないよう気をつけます．服薬時に上を向くと，喉元は気道確保のときのような，誤嚥しやすい姿勢になります．（これは長年の習性で行ってしまっているため意識しにくい動作なのですが）なるべく前を向いたまま飲むように指導をしま

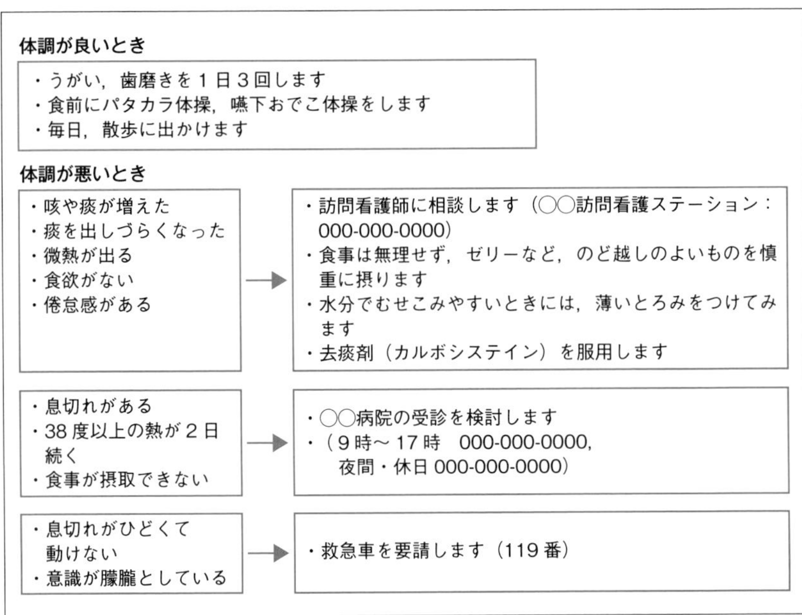

図 3-3　アクションプラン の一例

（吉松由貴：誤嚥性肺炎の主治医力 p.193，南山堂，2021.）

す．また，薬が口や喉に貼りつかないように，水分をしっかり飲むよう注意をします．液体でむせこみやすい場合には，スライス状ゼリーやお粥などで流し込んでも構いません．

5. Sick day の対策

こうした体調がすぐれないときの対応は，肺炎になってからではバタバタしてしまいます．糖尿病では食事を十分とれない sick day の対策を事前に決めているように，誤嚥性肺炎の場合も予め共有しておくと落ち着いて対応できます．COPD の診療などで用いるアクションプランという方法に倣い，患者さんやご家族と相談しながら決めると有用です．図 3-3 に一例を示します．

体調が悪いときの食事の注意点，内服薬で中断してよいものや必須のもの，連絡先，搬送の基準などを記載するとよいでしょう．

（吉松由貴）

G この段階で話し合っておくこと

〈本項のポイント〉

- **急性期を家で診ていく場合，病院への紹介に切り替えるタイミングや家族の負担がどの程度か話しておく.**
- **病院との連携ができれば，入院期間を短くできる可能性がある.**
- **家族の負担がどの程度かは再発した場合家で診ていくかの重要なポイントになる.**

本章では再発した誤嚥性肺炎の急性期を在宅で診ていく症例をお話してきました．誤嚥性肺炎を在宅で診ていくという方針は一度決まれば変わらないというわけでなく，診療の中で病状も変化すれば，患者さんやご家族の思いも揺れ動きます．この状況で話しておくべきこととして 2 点あげます．

1. 病院への紹介に方針を切り替えるタイミング

在宅での治療を開始しても途中で病院に紹介するケースがあります．1 つは病状の問題です．表 3-4（p.79）であげたような基準に誤嚥性肺炎の病状が進行していけば紹介が考慮されることを患者さん・ご家族に説明しておきます．説明しておくことで患者さん・ご家族もどのようなポイントで症状の進行を医療者サイドに伝えるべきかがわかります．もう 1 つはご家族の負担です．診療経過中にご家族が患者さんの介護に疲弊することもあります．患者さんが在宅での治療にこだわる場合も，ご家族の介護負担が大きい場合は入院診療へ切り替えなければいけないことを説明し納得しておいてもらいます．そうすることでご家族も介護負担について医療者に伝えやすくなる面もあると思います．

入院診療が適切と医療者が考えても，患者さんやご家族が希望しないこともあると思います．その場合も表 3-5（p.79）であげた入院だからできることを説明します．また在宅医療が入っているメリットとして初期診療は入院で行い，落ち着いたところで早めに在宅医療で引き継ぐことにより入院期間を短くできる可能性があることを説明します．そのためにも病院との連携が重要であり，紹介する際も紹介状に入院診療で何をしてほしいか，どのような状態になれば在宅医療で引き継ぐことができるかを明記します．

2. ご家族への負担がどの程度か

1. で取り上げたように急性期を在宅で診ていくことは，ご家族に肉体的にも精神的にも大きな負担をかけます．それは訪問看護，ヘルパーなどのサポートがあったとしてもです．そのため，患者さんの診療と並行してご家族のサポートも重要になってきます．患者さんの介護で何が大変か，どれくらいの負担になっているか，今後誤嚥性肺炎を再発した場合にみていくことができそうかなど聞き取っていきます．また患者さん本人もご家族への負担を鑑みてご家族に気を使い，在宅での診療を望まない場合があります．患者さん・ご家族の思いを上手く汲み取りながら，多職種で話し合い，全体の幸福度が最も高くなる方法を探ります．

（長野広之）

その後

一時的に訪問看護師の利用頻度を増やし，セフトリアキソンによる点滴治療で肺炎は改善しました．体調が悪いときには食事はミキサー食，水分はとろみを使用していましたが，活気が戻り呼吸も安定するとともに，徐々に元の食事へ戻すことができました．ご本人は家での療養が心地よかったようで，今後のことを話すきっかけとなりました．奥様は治療中の介護は大変だったが，看護師さんやヘルパーさんの助けが借りられるならできそうで，今後もできるだけ家で過ごさせてあげたいとのことでした．

文献

1) Lichtenstein DA et al: Relevance of lung ultrasound in the diagnosis of acute respiratory failure: the BLUE protocol. CHEST 2008; 134(1): 117-125.

2) Marik PE: Aspiration pneumonitis and aspiration pneumonia. Engl J Med. 2001 Mar 1; 344(9): 665-71.

3) Metlay JP et al: Diagnosis and Treatment of Adults with Community-acquired Pneumonia. An Official Clinical Practice Guideline of the American Thoracic Society and Infectious Diseases Society of America. Am J Respir Crit Care Med. 2019 Oct 1; 200(7): e45-e67.

4) Mandell LA et al: Aspiration Pneumonia. N Engl J Med. 2019; 380(7): 651-663.

5) Yoshimatsu Y et al: The Clinical Significance of Anaerobic Coverage in the Antibiotic Treatment of Aspiration Pneumonia: A Systematic Review and Meta-Analysis. J Clin Med. 2023; 12: 1992.

6) Bruno VG: Hypodermoclysis: a literature review to assist in clinical practice. Einstein. 2015; 13(1): 122-128.

インタビュー⑥

訪問看護師の視点

訪問看護師 田中裕子さん
（よしき往診クリニック）

Q 誤嚥性肺炎患者さんを入院してもらうか家で診るか判断する基準としてどのようなことを考えていますか？

A 患者さん本人やご家族がどこでの治療を希望されているかが重要です．今までの診療の流れや入院の経験などから入院を希望されない方もいらっしゃいます．自宅でできることで十分と仰ることもあります．在宅医療のデメリットとして医師や看護師がすぐにはかけつけられないですよね．病院だとナースコールを押せばすぐに来てくれます．また誤嚥性肺炎を起こされるとADLが落ちることもありますので，食事や排泄などの身体介護の負担がご家族にかかります．それを担当できる人がご家族にいるかは重要です．

抗菌薬や補液など医療的処置がどれくらい必要なのかもポイントになります．特別訪問看護指示書で訪問看護師が何度か伺うことはできるのですが，人員の問題などでやはり1日に複数回の訪問は難しい場合もあります．不穏などで点滴などの管理や介護が大変な場合も入院をお勧めします．

Q 入院の方がよいかなと思っても入院したがらない患者さんやご家族にどのような声かけをされますか？

A 入院するとナースコールすればすぐに来てくれる，薬もすぐ準備できる，検査結果が早く出るなどのメリットを説明します．また在宅医療が入っているとある程度の状態まで落ち着けば自宅で診ることができます．先生に紹介状にその旨書いていただいて，患者さん・ご家族にも早く退院できるように連携しますとお伝えすると安心される方もいます．また，在宅でできる治療の限界を先生から患者さんやご家族に説明していただき，それを了解された上で自宅で看取られる方もおられます．

Q 誤嚥性肺炎を自宅で診る場合，ご家族・ヘルパーなどの介護者へどのようなことを説明されますか？

A 少しでも変化（呼吸状態，発熱，痰がゴロゴロ）があれば連絡をくださいとお伝えしています．点滴についてはロックや抗菌薬に加えて補液も行う場合はつなぎ変えなどをお願いできるか考えます．吸引はご家族が咽頭，気管内まで行うのは難しいので，やってもらうとすると口の中ですね．肺炎の急性期を家で診ていくのはご家族にやはり負担がかかります．一生懸命なご家族だと疲れ果ててしまうこともあります．そのあたりご家族のキャパシティを見極めながら，難しい場合は途中で入院することもできますよとお伝えします．ヘルパーさんに誤嚥性肺炎の急性期で特に何か説明するとすると，食事の介助の体位や口腔ケアの方法などでしょうか.

インタビュー⑦

理学療法士（PT）の視点

理学療法士 野路典子さん
（淀川キリスト教病院）

Q 在宅で，どんなときにPTの介入を依頼するとよいですか？

A 入院などで一時的に身体機能が低下していたり，指導をしても習慣にできない方や，やろうという気持ちになれない方には，訪問PTが介入するとよい刺激になるかもしれません．また，ご家族が介助方法がわからない場合や，専門的なスタッフの呼吸練習や歩行をはじめとした動作練習，自宅の環境調整などが必要な方もぜひ依頼してください．

Q 肺炎で治療後の患者さんでは，どんなことに気をつけますか？

A 退院直後はまだ痰の量が多かったり，粘性が高かったり，通常の状態に戻りきっていないことも多いです．また症状が再燃することもあって，バイタルサインをはじめ，症状のモニタリングを強化します．再燃時は速やかに対処し重症化を防止できるように，患者さんやご家族へも確認するポイントをわかりやすく伝えるようにしています．リハビリの内容の強化，頻度を一時的に増やすなどの対応をすることもあります．ベッドから離れて生活できるように，手すりを増やすなど安心して動きやすい環境を整えたり，活動量を増やすためにデイサービスの利用を開始することもあります．

Q 在宅での排痰リハビリは，どのようにしていますか？

A 在宅では吸引の導入も難しいことがあり，可能な方は限られますが，ご自分で出せるようにすることを目標にしています．自己排痰はある程度の認知力が必要です．痰のある場所に合わせた体位ドレナージをしたあとに，咳嗽して排痰する，という流れでできるだけシンプルに指導します．座る，立つ，歩くなどの姿勢で深呼吸するなど換気を促すことも，排痰のためには大事ですと伝えています．痰が出せなかったら，家の中を歩いてもらい，水分を取ってからもう一度トライするとか．その辺りを理解し習得できる方にはとても有効です．またご家族がおられたら一連の流れを声かけしながら行ってもらうよう指導します．

急変時の対応が難しいので病態には十分配慮します．たとえばCOPDで痰が多いけど嚢胞が多い場合には気胸のリスクが伴うので，努力せずに出せるように，水分摂取など痰の粘度を下げることや，奥にある痰を出そうとすると強い咳嗽力がいるので，ドレナージをしっかり行ったあとで軽く咳をしてもらうようにするなど，その方の肺の状態にあわせて排痰法を考えています．

寝たきりの患者さんなどは常時ゴロゴロいっている方もおられます．吸引器を導入されていない場合，ドレナージなど排痰のリハビリを行っても上がってきた痰を自己排出できない方は窒息のリスクにつながる危険性もあり，どこまでのリハビリをするのか，吸引器を導入するかなどは，難しい問題となることも多いです．

Q　誤嚥性肺炎を起こしやすい患者さんには，どんなことができますか？

A　活動性やADLを高めることが大きくは誤嚥の予防になります．安全に動きやすい家の動線を作ることや，座って過ごせる環境づくりなど，つい横になってしまわないような環境調整が大事です．細かい内容としては，患者さんの問題点によって，呼吸訓練や関節可動域の訓練，排痰などの介入があります．頸部が拘縮し，だんだん反ってしまう方もおられますが，そうなると誤嚥をしやすくなるので，頸部や肩甲帯，体幹の可動域訓練は特に大事にしています．

Q　自主訓練を頑張れない方には，どう声をかけるとよいですか？

A　リハビリの訪問は週1～2回となるので，それ以外の日をどう過ごすかということがとても大切です．トレーニング効果が出やすい頻度などを伝え，自主トレ用のメニューをお渡しすることもあります．しかし，さまざまな理由で頑張れない方の場合「頑張りましょう」と伝えたり，また更なる決め事を設定するのは難しいこともあります．頑張ったら達成できる目標であったとしても，頑張れる範囲も人それぞれなので，それに合わせたアセスメントが必要かもしれません．

視点を変えて，やっていることを褒め，労い，続けられるようにしています．運動のほか，家事など家庭においての役割や，セルフチェック，外出などもそうです．そして，取り組んだことのアウトカムをしっかり伝えています．たとえば，「体が柔らかくなって，しっかり咳が出るようになりましたね」，「今年は一度も入院しませんでしたね」，「この夏は体重が減りませんでしたね」という具合です．

Q　なるほど，声のかけ方はとても大事ですね．

A 指導内容ができていなくても，在宅では否定的な言葉は言わないように気をつけています.「そうときもありますよね. だんだん増えるといいですね」とか. 病院では「頑張らないと帰れませんよ」,「頑張らないとご家族が困りますよ」といった言い方をしがちで，患者さんも帰るために頑張られることが多いです. しかし在宅は生活の場なので，いつも頑張り続けるのは辛いと思われる方も多いと思います. なので，これをするとこんないいことがある，というふうに言うようにしています.「運動をしないと弱っていきますよ」と言うより,「ちょっとこれをやったら，ご家族とお出かけできるようになるかもしれません」,「痰がしっかり出せるようになったら入院が減るかもしれません」とか. 弱っていっていることは患者さんも重々わかっておられると思うので，弱っていく先より，前向きになってもらえる伝え方をしています.

Q ご家族がリハビリに熱心なあまり，ずれが生じたとき，どうするといいですか？

A 在宅では，ご家族の気持ちや満足感もかなり重要です. 医療者は患者さんを主役として考えますが，介護者は介護者の人生では主役です. 時間や労力を捧げているご家族が前向きでないと，辛い介護生活は続けることができないと思います. まずはご家族の思いを傾聴して，思いへ寄り添い，労います. その上で,「ご本人がどう思っているか. 果たしてそれをしたいと思っているか」という視点に気づいてもらえるような声かけをして，一緒に考えられるようにしています.

Q 在宅のスタッフにお願いしたいことはありますか？

A ほとんどの先生方とは直接お話する機会がないので，医師の治療方針やアセスメントがわからずリハビリの方針や目標設定に悩むことがあります. 毎月報告書を提出し必要時は電話連絡をしますが，リハビリに対して具体的な指示や方向性を示していただけると，より患者さん個別に合った内容を提案できるので助かります.

また，患者さんたちは先生の言葉でとてもやる気を出されます.「先生がこれをやった方がよいと言っていた」と先生の言葉をきっかけに頑張られる方も多いです. なので「リハビリでこんなことやってるんですね. 頑張ってますね」「報告受けてますよ」など声をかけて下さると患者さんのモチベーションが上がり，私たちも患者さんと目標を共有して取り組みやすいです.

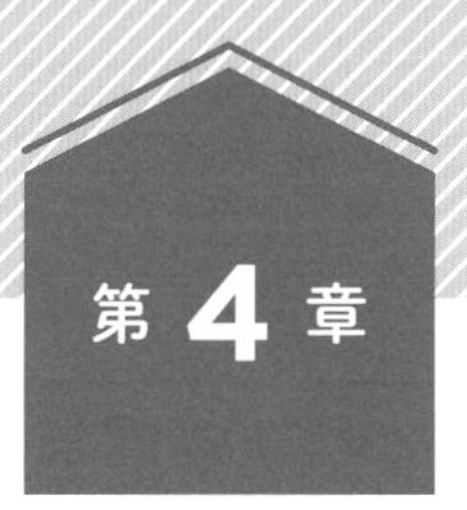

第4章

下降期を家で診る

誤嚥性肺炎を繰り返しているうちに，かなり患者さんの体力が落ちてきました．COPDを併発していたこともわかり，在宅酸素療法も導入となりました．パーキンソン病や息切れの進行から，できないことも増えてきて，いらだつ患者さんと，なるべく安全に過ごせるようにと気遣う奥様との間で，衝突も増えてきたようです．そろそろ，今後のことも改めて話し合っておく必要がありそうです．どのように手を差し伸べるとよいのでしょうか．

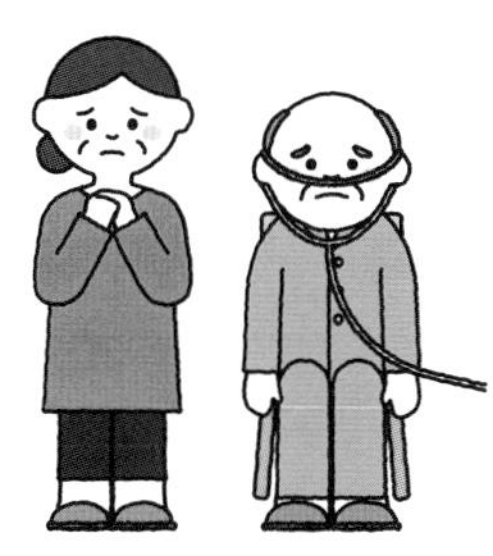

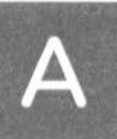

何を目的に病院に紹介するか？

〈本項のポイント〉

- **病院への紹介は躊躇せず，患者の有益性を最優先に考える.**
- **紹介目的には体重減少や嚥下機能の精査，低栄養への介入などがある.**
- **専門家へ紹介する際は，その目的や在宅でできることをはっきり伝える.**

1. 病状が進行してきたときの対応

誤嚥性肺炎を繰り返しながら体調が弱っていく下降期には，これを食い止めたり，なるべく病状を改善するにはどんなことができるでしょうか．次のようなことに気をつけながら診療をしていると，持ち直すことがあります.

- 肺炎治療
- 新たな原因がないかの精査（3-C 参照）
- 原疾患の評価，治療強化
- 嚥下機能の評価，適切な条件設定
- 栄養療法の見直し，一時的な強化栄養療法
- 運動療法の見直し，一時的な入院または通所リハビリテーション
- 口腔ケアの強化
- 歯科治療，義歯調整

2. 病院へ紹介するとき

在宅医療が介入していると，病院紹介のハードルが上がることがありますが，必要時に躊躇してはいけません．上述の診療が自宅で十分に行えるかどうか，また患者さんの現状を鑑みて有益になりそうかどうかが，紹介するかの判断基準になります．たとえば原疾患である認知症の進行が目立たないのに食べにくさばかり悪化する場合や，原因のはっきりしない体重減少が続くとき，嚥下内視鏡や嚥下造影を受けたことがない（あるいは以前受けたときと比べて状況が大きく変わった）ときなどは，専門家への相談を考えるよいタイミング

です.

繰り返す肺炎に対して，通常は自宅で治療を行っていたとしても，たとえばいつもより病状が重度の場合や，排痰管理が難しいとき，経口摂取が思わしくないときなどは，思い切って入院を検討することもあります．入院により認知機能や身体活動性が低下してしまうことはあるものの，逆に嚥下機能の精査や栄養療法の強化，リハビリテーションにつながることもあるため，必ずしも忌み嫌うものではありません.

あるいは，介護の面で，自宅では食事や吸引の対応が困難な場合，また施設への入所や，自宅生活の大幅な調整を検討する場合もよい適応です．さらに，在宅では介入する職種や担当者も限定されるので，視点が偏りやすいという課題があります．患者さんやご家族，医療者も，葛藤を感じやすい環境です．自身の診療を顧みる意味も含めて，行き詰ったら第三者にみてもらうというのは，大事な選択肢です.

a. 食べられなくて紹介するとき

病院への紹介や搬送を考える理由として多いのが「食べられない」ことです．在宅でも，胃瘻や末梢点滴のほか，PICC カテーテルやポートを活用した中心静脈栄養，経鼻栄養なども活用されています．しかし，在宅では患者さんのよき生活が主眼であること，疾患の慢性期や終末期であること，介護者の負担などから考え，必ずしも栄養療法が患者さんにとって最善とは限りません．そこで，次のようなことを考えて，栄養療法を選択するようにしています（表 4-1）.

栄養が十分に摂れていないからといって，補えばよいわけではありません．原因や進行度に依るところが大いにあります．たとえばサルコペニアや急性期疾患罹患後の廃用などでは，積極的に介入すれば活動性や機能が改善することが期待できます．一方で，がんや COPD など進行性疾患の終末期には，栄養

表 4-1　栄養療法を始めるにあたって，考えること

- 本当に口から十分に食べられないか（十分とは何か）→ 4-B 参照
- 栄養療法で改善が期待できるのは何か（ただ足りないものを補えばよいわけではない）
- 栄養療法とその成果を，患者さん本人が望んでいるか（栄養療法のデメリットも考慮）
- 栄養療法は，無理なく安全に継続可能か（介護者の負担，経済面，感染や誤嚥リスク）

を投与しても根本的な解決に至らない（栄養とは関係なく病状が進行する）ことがあります．さらには，栄養療法により腹部膨満感や肺うっ血など望まない有害事象が出ることにも留意する必要があります．

b. 最適な手段はどれか

急に食べられなくなった際の脱水補正として在宅でも導入しやすいのは皮下や末梢静脈の点滴です．皮下投与でも時間をかければ1日2Lは無理なく投与することもできます．ただし，投与中に看護師が終始付き添うことは現実的ではないため，抜去時に再度訪問するかどうかなど，方法の検討が必要です．また，十分な栄養を補充できるわけではありません．

より長期的に栄養をしっかり確保するには，消化管を使える場合には胃瘻などを，消化器疾患などのため用いることができない場合には中心静脈からの投与が選択肢になります．胃瘻は，望まない延命につながる場合について広く報道され，タブー視されるようになりました．一方で，胃瘻を用いれば家で過ごせる場合や，食べるプレッシャーなく快適に暮らせる場合など，在宅では特に便利な方法でもあります．ただし，胃瘻にしたからといって誤嚥性肺炎を防げるわけではない（むしろ逆流や嘔吐などにより，かえって重度の誤嚥が増えることもある）ことも踏まえて，ご本人やご家族とじっくりと話し合いが必要です（4-E参照）．なお，食道裂孔ヘルニアや消化管術後などで胃瘻造設が困難な場合には，中心静脈栄養が適応になることがあります．PICCやポートを用いると，感染を起こすリスクや頻繁な入れ替えの負担もやや軽減します．ただし，頻繁な点滴の交換や確認は在宅では行いづらく，実現可能性も含めて，関わるチームで検討する必要があります．

話し合いのうえで代替栄養を希望した場合や，一時的にでも試す場合には，目的をはっきりとさせて，病院側と綿密な情報交換をすることが鍵になります．

c. 専門家へ紹介するときに気をつけること

新たな医療者の介入を依頼する際には，患者さんやご家族が希望していることが大前提です．特に自宅療養を希望している患者さんは，体調が変化したからといって，大きな病院を受診したり検査を受けることは，煩わしいと感じるかもしれません．紹介の目的が，対応する医療者の安心のためになってしまっていないでしょうか．それも大事なことではありますが，患者さんが納得できているか，配慮します．

また，専門家を受診したからといって，状況が大きく改善するとは限らないことは，理解してもらう必要があります．受診をさらに億劫なものにしてしまうのも残念ですが，受診をすれば誤嚥性肺炎にならなくなる，なんでも食べられるようになる，などと，現状とかけ離れた期待を抱いてしまっているようでは，後に落胆したり，担当者との信頼関係が揺らいでしまうかもしれません．

紹介先（そしてひいては患者さんやご家族）への配慮として，紹介の目的をはっきりさせることは重要です．ただ「誤嚥性肺炎を繰り返すので御高診ください」では，どうしてほしいのかが，わかりません．これまでの経過に加えて，何で困っているのか，今後の方針や在宅で使用できるツールについては，伝えるようにします（表 4-2）．短時間の外来で全体像を把握することはできないので，特に紹介の目的はなるべく詳細に書くと，受診がより有意義なものになります．患者さんの意向や家庭でどこまで対応できるかといったことまで記載できると，よいでしょう．たとえば次のように記載することがあります．

- 「パーキンソン病は安定しているのに誤嚥性肺炎を繰り返すので，脳血管障害などを合併しているのではないかと考えている」
- 「老衰の経過だとは思うが，患者さんやご家族の意向もあり，確認のため専門家のご意見を伺いたい」
- 「患者さんは誤嚥性肺炎を繰り返したとしても経口摂取を希望しているが，ご家族は心配も強く，ミキサー食などの調理も頑張るそうなので，なるべく安全な食形態を教えてほしい」

3. 病院へ行きにくいとき

通院や入院が難しい場合には，訪問サービスの活用も検討します（表 4-3）．歯科治療の多くは在宅でも受けることができ，歯科衛生士による口腔ケアの指導も可能です．訪問診療で嚥下内視鏡を行っている耳鼻咽喉科医や歯科口腔外科医もいます．数は少ないものの訪問の管理栄養士や言語聴覚士もいます．地域のサービスについて，病院やケアマネジャーに相談したり，摂食嚥下関連医療資源マップ（p.24 参照）で調べてみるとよいでしょう．

表 4-2 紹介先へ伝えること

	記載すること	注意点
紹介の目的	原因精査，食形態評価など	なるべく具体的に
診療の経過	診断名，治療内容	投薬の変更の経過も
	原疾患の経過	とくに最近の変化など
	誤嚥性肺炎の経過	わかっていれば原因も
嚥下機能	食形態（主食，副食，水分）	その形態となっている理由も
	食事の摂取姿勢，方法	体幹角度，介助の有無
	食事時の様子	摂取量，むせこみ，痰の増え方，嗜好など
	評価内容	水飲みテストなど，自宅や前医で行っている評価があれば記載
口腔内	口腔ケアの状況	誰がどのように行っているか，使用している製品
	義歯の使用状況	食事中や前後の装着有無，合っているか
生活状況	身体機能	経過，理学療法の有無など
	認知機能	最近の経過，訓練や制限を守れそうかどうか
	介護者，対応可能な内容	特に調理や食事介助に関するキャパシティ
	介護保険，利用サービス	必要であれば利用できるサービスも記載するとよい（リハビリ，吸引，点滴など）
患者・家族との話し合い	患者・家族の理解度	病状説明とその受け止め方
	患者・家族の意向	治療や食事について，意思決定の状況
今後の方向性	予後予測	生命予後，機能面の予測
	病状悪化時の対応	なるべく在宅で，など

（吉松由貴ほか：誤嚥性肺炎 50 の疑問に答えます．p153，金芳堂，2011 を改変）

表 4-3 専門家へ紹介する意図と代替案

困っていること	専門家への相談	代替案
症状が急に進行した	原因精査，原疾患評価	かかりつけ医（専門医）への遠隔相談
急に食べられなくなった，むせこむことが増えた	嚥下の精査（嚥下造影，嚥下内視鏡），歯牙や口腔内の評価	訪問耳鼻咽喉科，訪問歯科口腔外科
痩せてきた	消化管疾患や悪性腫瘍の除外，栄養指導	訪問栄養指導
	集中的なリハビリ	訪問リハビリ
	意思決定に必要な情報，予後予測	訪問チームでの意思決定支援

（吉松由貴）

B 口から食べる工夫

〈本項のポイント〉

- **経口摂取量が減ってきたとき，症状や食事時の様子から原因を考える.**
- **家族と同じ味を手軽に食べられるよう，形態や調理法を工夫する.**
- **食べることや補液が最善であるか終末期であるかを客観的に判断する.**

経口摂取量が減ってきたとき，在宅では（特に A で述べたような代替栄養のための病院受診や搬送を希望しない場合には），口からなるべく食べ続けられるような工夫が求められます. ただ栄養を摂ればよいわけではありません. 食事を摂ることがかえって負担や苦痛になってはいけません. いかにご本人の慣れ親しんだ食事に沿った工夫を提案できるか，いかに調理や金銭面の負担なく続けていける方法を提示できるか，そして願わくばご家族と同じものを食べられるかというところに，関わるスタッフの手腕が問われます. 本項と 1-D, 2-E も参考に，ご本人たちと相談しながら工夫を考えてみてください.

1. 食べにくい理由から考える

嚥下が悪いからミキサーにすればよいというわけではありません. まずは口から食べているものと，なぜ食べにくいのかを見直すところから始まります. なぜ食べられないのかをご本人に聞くのはもちろんのこと，たとえば味覚障害や口腔内の痛み，消化器疾患，食欲や活気を低下させる薬剤がないかなど，食べられない原因を今一度考え直します. もし口腔内や歯の問題があるならば（治療をするのはもちろんのこと）咀嚼しやすいように，小さめに切ったものや，軟らかめに煮たものを選ぶようにするだけで解決するかもしれません.

嚥下するために必要な舌や喉の力が弱ってきている場合には，大きなものが飲み込みにくく窒息しそうになったり，あるいはジャガイモやカボチャのように付着性の高いものは喉に引っついたままになりやすくなります. そこで，小さく切るだけでなく，とろみのあんかけやマヨネーズ，ドレッシングなどで絡めると，つるんと飲み込みやすくなります. 調理に油やマヨネーズを使うなどして，同じものを食べていてもよりカロリーを高くする工夫があります．また，高カロリーの嗜好品を間食にうまく取り入れることで，1日の総摂取量をぐっと増やすこともできます．

嚥下機能がかなり弱ったときには，粒のあるものは喉に残留しやすく，また誤嚥しかけたものをうまく喀出することも難しくなります．食事は栄養としてではなく，心地よく感じる手段としてとらえます．食べたいものがあれば，少量口に含み，飲み込まずに出しても構いません．あるいは，味噌汁など家庭の味にとろみをつけて，スプーンに半分ほどずつ，なめるだけでも喜びを感じることができたりします．

2. ご家族と同じ味を食べる

食べたいものがある場合には，咀嚼や嚥下をしやすいように，小さく切る，細かい切れ目を入れる，フォークで刺して繊維を切る，軟らかく煮る，などといった調理の工夫や，調理後にすりつぶす，ミキサーにかける，ドレッシングやマヨネーズなどでなめらかにする，などといった方法を考えます（インタビュー⑤参照）．最近ではDeliSofter®など，介護に特化した調理器も発売されています．相手に見合った調理法や，活用しやすいコンビニのお惣菜，宅配食など，提案できる切り札を多く持っておくことが大事です．

高齢になってから新たな調理法や，慣れない食事を取り入れることは，想像以上に大変なことです．また，1人だけ違うものを食べることは，患者さんにもご家族にも悲しいことなのです．喜びであるはずの食事がかえって負担になっていないか，慣れている食事を少しの工夫で食べやすくできないか，手軽に手に入る食材を活用できないか，視野を広く保ちましょう．管理栄養士や言語聴覚士に相談するのも有用です．

3. それでも食べられないとき

飲まず食わずでは生き続けられないことは，誰しもわかることです．在宅で，十分な水分や栄養をすぐに投与開始することは，容易ではありません．そこで，食べられなくなると，病院へ搬送するかどうかという判断を迫られることになります．肺炎や下痢など一時的に体調が優れない理由があり，ご本人やご家族が搬送を希望している場合には，短期的な対応として妥当な選択肢です．特に水分さえ摂れないようなときには，補液をするかどうかで生死に関わるとも想定されるため，搬送しないことは倫理的にも難しさを伴います．ただし，原疾患の進行や衰弱に伴い慢性経過で口から食べられなくなった場合など，栄養補給を行っても患者さんの QOL の改善が期待できないようなときには，最善の方法とは言い切れません．在宅で，少量ずつ口を湿らせたり，好きなものを少し味わってもらいながら，可能な範囲で（数日に一度でも）500mL 程度の点滴を行うなど，患者さんの暮らしになるべく沿う形を，模索することが多いように思います．

在宅で活用できるお勧め道具

- KT バランスチャートを勉強してみてください．
  摂食嚥下を専門とする看護師，小山珠美さんが編み出したものです
  『口から食べる幸せをサポートする包括的スキル　第 2 版』
  https://ktsm.jimdofree.com/

（吉松由貴）

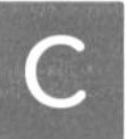

C 嚥下機能が回復するかどうかの判断

〈本項のポイント〉

- **嚥下機能の予後予測には，原疾患の経過と多職種の情報を活用する．**
- **在宅でできること（原疾患治療，薬物調整，栄養療法）をやってみる．**
- **嚥下機能の改善が期待しづらいときは，介入期間と効果判定時期を定める．**

嚥下機能や体力が弱っていくとき，それが改善しうるものなのか，どんなに介入をしても良くならないものなのか，判断は大変難しいものです．改善するかしないかの判断に何よりも大事なのは，経過を意識することです．加えて，「できることはやってみる」姿勢も重要です．こうして手を尽くすことは，機能が改善しなかった場合にも，スピリチュアルペインを和らげることにもつながると筆者は感じています．

1. 経過を意識すること

未来を予測するには，それまで辿ってきた経過を理解することが重要です．原疾患が徐々に進行してきて，それに伴って誤嚥性肺炎を繰り返すようになってきたのでしょうか，あるいは何らかの別のきっかけがあったのでしょうか．特に隠れていることの多い栄養障害，サルコペニア，薬剤性の誤嚥や食欲不振などには気をつけます．

たとえば，一見パーキンソン病が進行してもう安全に食事を摂れるようにはならないように見えた患者さんが，3ヵ月間かけて経鼻経管栄養療法をしっかり行ってみたところ体力が回復し，食べられるようになったということもありました．この方の嚥下障害の原因は，パーキンソン病というよりは，肺炎になったときに長めに絶食管理を要したことによる急性の栄養障害や廃用だったのです．実際に，パーキンソニズムはあまり悪化していなかったこと，肺炎罹患に伴って急速に衰弱したことなどがヒントとなり，栄養療法で改善が見られたことで答え合わせとなりました．

一方で，原疾患が進行して終末を迎えようとしているときに，無理に栄養療法や訓練を強いては，患者さんにとって，かえって苦痛を増やしてしまうばかりです．ご家族にも，過度な期待や落胆を招きかねません．ここは担当する多職種で，持ち合わせている気づきや情報を統合して，見極めることが求められます．

過去から現在までの体力や食べづらさの経過を振り返ること，そして介入をしたらその効果を 1 週間，2 週間と追っていくことで，その先が自ずと描けてくるように感じます．

2. 「できることは，やってみる」

在宅では特に，嚥下に特化した専門的な訓練は行いづらくなります．しかし，嚥下障害が悪化しているからといって，嚥下訓練だけで改善するわけではありません．原疾患の治療，薬物調整，栄養療法，理学療法（活動性の向上），口腔ケア，歯科治療，息切れの改善などで，食べる体調が整えば，自ずと食べられることもあります．嚥下訓練は，これらをきちんと行ったうえでの追加の治療になります．

これらをやってみるときに大事なのは，期間を定めて効果判定を行うことです．漫然と行っていたのでは，もしかしたら無効なことに患者さんの時間やご家族・多職種の労力を割かせてしまっているかもしれません．たとえば「口腔ケアを 1 週間続けてみて，食欲が改善するかをみる」，「エンシュア®H を 2 週間使ってみて，体力の変化をみる」などといった具合です．

また，原疾患の治療を，摂食嚥下を意識して調整をすることも検討します．たとえば食事の時間帯に神経症状や息切れが出にくいように調整する（あるいは症状が楽なときに食べるようにする）方法を，その疾患でかかっている医師に相談するとよいでしょう．誤嚥性肺炎の下降期の診療には，初めから答えがあるわけではありません．こうした地道な試行錯誤の繰り返しを通じてチームで組み立てていくものであるように感じます．

（吉松由貴）

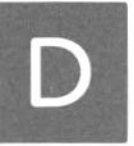

D 内服の工夫，減量

〈本項のポイント〉
- 嚥下機能が落ちた患者では薬の服用が負担や危険になりうる．
- 処方している薬が本当に必要か？最適な処方ができているか？安全に服薬できているか？を定期的に見直す．
- 一方的な減薬は避け，丁寧な説明と患者の同意の上，タイミングを見ながら減量する．

1. 服薬の難しさと危険性

高齢者や基礎疾患のある患者さんにとって，薬を服用することは，難しさや危険性を伴います．代謝機能の低下に伴って薬自体の副作用が出現しやすいだけでなく，服薬に伴う誤嚥や窒息のリスクもあります（3-F 参照）．そこで，この薬は本当に必要か？最適な処方ができているか？安全に服薬できているか？は，いつも考えておく必要があります．特に誤嚥性肺炎を起こしやすい患者さんでは，表 4-4 のようなことに気をつけて処方をします．

2. 処方時の工夫

まず，薬は必須のものだけにします．剤型は患者さんによって飲みやすい・飲みにくいものがありますが，一般的には大きな薬は残留や窒息の原因になりやすく，またカプセルは口腔内に貼りつきやすい，粉末は口腔内に広がって処理しきれないなどの問題があります．嚥下障害が重度の場合は液剤が有用ですが，冷蔵庫に保管しているなどの理由から服薬忘れが起こりやすいため，アドヒアランスや患者さん・ご家族の手間にも配慮して検討します．

服用する時間帯については，患者さんの覚醒度や症状が最もよいとき，また介護者が時間をかけて対応しやすいとき（あるいは医療従事者の訪問時）などに服薬できるように考えます．

表 4-4　服薬で気をつけること

	心がけること
処方	薬の種類を減らす
	錠数を減らす（合剤の活用）
	粒の小さなものにする（添付文書を確認）
	剤型を統一（錠剤，カプセル，粉末，液剤）
	服薬の時間帯（覚醒度，介護者の対応しやすいとき）
評価	アドヒアランス（理解度，認知機能）
	服薬動作（PTP シート／薬袋の開封，口へ運ぶ，水の用意）
	誤嚥のリスク（食事時のむせこみ／口腔内残留／痰がらみから推定）
服薬	事前の口腔ケアと保湿
	食事と同じ安全な姿勢
	少しずつ，ゆっくり
	口腔内残留がないことの確認
説明	服薬方法や前後の確認事項
	活用できる製品（水オブラート法，服薬ゼリー）
	不調時に中止する薬（必須でない薬）

3. 誤嚥リスクの評価

安全に服薬できるかどうかは，食事の状況が参考になります．食事でよくむせこんでいる，食事時に痰がらみや息切れが起こりやすい，食後に口腔内残渣や食べこぼしが多い，などといった場合には，同じことが服薬でも生じていると考えて，対処する必要があります．また服薬時に困っていることがないか聞くほか，なるべく訪問時に服薬の様子を見るようにしましょう．薬袋の開封に戸惑っていたり，あまり水分をとっていないなど，問題を発見しやすくなります．

4. 服薬方法の工夫

服薬時には顎を挙上する癖が出やすいですが，これでは誤嚥をしやすいため，必ず顎を引くようにします．水で飲みにくい場合は，水オブラート法が便利です．オブラートに包んだ薬をスプーンに乗せて，水にサッと通してから飲むと，つるんと飲み込みやすいのです．とろみ水で服薬すると，とろみのない水で飲むよりは水の誤嚥をしづらいかもしれませんが，かえって残留が増えてしまったり，とろみと薬の相互作用により薬効が減弱するという報告も増えています．急にとろみを使用したり，急に使用を中止すると，薬効が変動しやすくなるため，なるべく服薬方法を統一することが推奨されます．

ミキサー食などに薬を混ぜてしまうと，苦くなり，食事を食べなくなってしまう原因にもなるので，推奨できません．

適切な形態のゼリーに錠剤を入れ込む方法もあります．また市販の服薬ゼ

表 4-5　減薬プロトコル（簡略化しています．興味がある方は本文を読んでみてください）

段階	詳細
1. 全ての処方薬の理由を確認	全ての薬剤を把握する（処方薬，市販薬）．服用していない定期薬があるならば，理由を聞く（批判的にならないように）
2. 害になるリスク全般を考慮	薬剤の要因（薬剤数，ハイリスク薬，実際に起きた副作用） 患者の要因（年齢，認知機能，併存疾患，薬物乱用，複数の処方医，アドヒアランス）
3. 個々の薬が中断対象か評価	●適応がない（診断が確定していない，効果のエビデンスがない） ●期間的に利益がない（例：5年以上のビスホスホネートの使用，70歳以上へのホルモン療法など） ●処方カスケード（他の薬の副作用対策の薬，最初の元凶となる薬剤の適応や代替薬） ●高齢者や特定の患者において避ける薬を同定 ●患者に「この薬を開始して以来，飲み続けたいと思うほど具合が違うか」を聞き，「はい」でなければ中断を考慮 ●まだ症状が残っていて，まだ薬が必要かを聞く ●非薬物介入や自然経過で改善する症状でないか考慮 ●患者の好みや期待を聞き，現在のQOLが将来の疾病予防より重要か評価 ●予防薬が患者の生命予後において重要な利益をもたらすか検討 ●特別煩わしい薬を同定（例：飲みにくい，高価，モニタリングが必要）
4. 中断する薬剤の優先順位をつける	1. 最も害があり，最も利益が小さいもの 2. 中断することが最も簡単なもの（離脱反応や再燃の可能性が低い） 3. 患者が最初に中断したいもの
5. 中断とモニタリング	●減薬と管理のプランを患者に説明し，同意を得る ●薬剤を1つずつ中止する ●離脱反応などがあった場合には報告するよう伝える ●担当する全ての医療従事者や介護者にも伝える ●現処方の理由とアウトカムを完全に記述する

（Scott IA et al: Reducing inappropriate polypharmacy: the process of deprescribing. JAMA Intern Med. 2015 May; 175(5): 827-834. より改変）

リーは，離水による誤嚥が問題でなければ，有用です．特にチョコレート味など苦みのあるゼリーであれば薬の苦みを感じにくいため，好評です．

5. 薬を減らすには

薬を多く処方することで，きちんと飲めないことや，きちんと飲めたとしても相互作用や副作用の問題，また費用面への負担も無視できません．そこで，薬を減らす基準として，STOPP という基準が作成，改訂されています[1)]．

そうは言っても，ただ薬を減らしましょうというだけでは，患者さんを不安にさせます．長年続けてきた薬や，専門医や以前のかかりつけ医に処方されたものは，なおさらです．こちらのペースでどんどん薬を減らして，患者さんを戸惑わせたり，信頼関係を損なうことのないよう気をつけます．

薬を減らすきっかけとして，転倒や誤嚥性肺炎などは，まさに最適です．また，ふらつき，食欲不振，むかつき，便秘などといった症状を訴えたときに，(それに対処するための新たな薬を処方するのではなく）その原因となり得る薬剤を減らすことは，有用です．

減薬の手順を示したプロトコルもあるため，参考にしてください（表 4-5)．

（吉松由貴）

E この段階で話し合っておくこと

〈本項のポイント〉
- **患者の意思決定能力を，簡単にないと判断せず高める努力をする．**
- **患者や家族が決められないことや思いが揺らぐことを受容し，タイミングを待つ，話し合いを繰り返す．**
- **嚥下機能が落ちる中で患者はスピリチュアルペインを感じることがある．**

1. 終末期の医療ケアや死に対する話し合いを徐々に進める

1～3章にかけて経過を通じて患者さんのライフレビューや健康観や死生観の把握，入院の印象，誤嚥性肺炎の在宅での治療の負担などについて話してきました．嚥下機能がいよいよ落ちてきて終末期が近づいてきた本章では今までのプロセスを踏まえながら人生の最終段階での医療ケアについて具体的に話し合う必要が出てきます．人生最終段階の医療ケアには「食べられなくなったらどうするのか」「亡くなる際はどこで亡くなりたいか」などが含まれます(ちょっと寄りみち⑥参照)．

2. 患者さんの意思決定能力の推定

終末期に差し掛かった状態での意思決定には以下のプロセスを取ります[2)]．
- ご本人の状態に応じた医学的検討を経て，医療従事者より適切な情報提供と説明がなされた上で，ご本人の意思決定を基本とする．
- ご本人の意思が確認できなければ，ご家族などがご本人の意思を推定できる場合は，その推定意思を尊重し，ご本人にとって最善の方針を取る．
- ご家族などがご本人の意思を推定できなければ，医療・ケアチームで慎重に話し合う．

ご本人の意思決定能力がないと判断した場合も，ご家族や医療・ケアチームで「ご本人だったらどう考えるか」の立場で検討します．

患者さんの意思決定能力を検討するには，以下の4つの項目を確認していきます[3)].

- **理解力**：疾患や治療の意味，説明の内容をどの程度理解しているか.
- **認識する力**：それを自分のこととして（自分がその疾患を持っていること，その疾患が自分の未来に影響することなど）認識しているか.
- **論理的に考える力**：論理的な判断（ほかの選択との比較，自分がした選択の

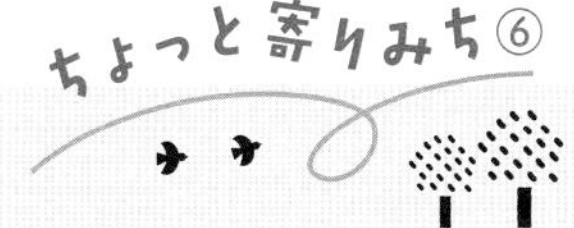

地域で看取るための英国の取り組み

緩和ケア発祥の地である英国では，地域で最期を過ごすことが根づいています．終末期を迎えた患者さんやその介護者が，慣れた場所で穏やかに過ごせるように，地域で情報を共有する仕組みがあります．対象は誤嚥性肺炎を繰り返すなどして衰弱してきた患者さんや，がんや神経疾患など進行性の疾患があり，1年以内に亡くなることが想定される方です.

ご本人やご家族とじっくり話し合ったうえで，体調の変化に応じた方針をあらかじめ決めておきます．たとえば「何があっても救急搬送や入院は希望しない」ということもあれば，「熱や痰など誤嚥性肺炎なら自宅で抗菌薬の内服までにほしいけれど，たとえば転倒や骨折など予想外のことがあった場合には病院へ搬送してほしい」などと，方針を個別に決めていきます．患者さんごとに想定される症状や出来事と，それに応じた対応策をあらかじめ明記した書類を，面談しながら作成します．書類は地域の病院，かかりつけ医（訪問診療医），訪問看護師や介護士，地域の緩和ケアチーム，救急隊にも共有されます．いつ誰が対応しても，どのように行動するかがわかるようになっているのです．これは法的拘束力があるものではなく，もちろんいつでも患者さんやご家族が希望した場合には，救急搬送や入院もできます.

筆者が所属する地域では，これをProactive Elderly Advance CarEを略して，PEACE Planと呼んでいます．家で最期まで暮らしたいというとき，「でも，何かあったらどうしたらいいか」というのが不安の種です．これに丁寧に向き合うのがPEACE Planです．資料を見ながら医師からの説明を受けるだけでご家族も患者さんも，大変安堵されるのが印象的です.

（吉松由貴）

結果の推測）ができるか．患者さんの思いや，何に価値を感じているかが出る．

- **選択を表明できる力**：意思を表明できるか．

上記の項目を見てもわかるように意思決定能力には多くの要素が関わり，有無の判断が難しいことが多いです．重要なのは認知症などがあるからといって，すぐに意思決定能力がないと判断するのではなく，意思決定能力を高めるような努力（わかりやすく繰り返し説明，聴力の改善の工夫，落ち着いた場の設定）を行うことです．

3. 患者さんやご家族の揺らぎを許容する

本章のAやCで取り扱ったように，この時点では病院へ紹介し精査や治療強化などを行うか，嚥下能力の今後の見込み，そしてそれらを踏まえ食事をどうするか，日々の生活をどう過ごしていくかなど話し合っていく必要があります．どの話も方針を決めることが難しく，話すのにもストレスのかかる話題です．患者さん・ご家族が話の内容にショックを受け決断できないことや，一度決めたことがそのときの体調や患者さん・ご家族の状況で変わることがよくあります．

医療者（特に医師）は医療の世界で生物学的な事象をまず習い，不確実性を排除し迅速に患者さんの問題を設定して，早急に対策をたて解決することを日々求められます．そのため，方針が決まらないことや一度決めたことが変わることに陰性感情を持つことがあります．

重要なのは患者さん・ご家族の思いが決まらないこと，揺れ動くことを許容することです．ここで必要なのがnegative capabilityです．Negative capabilityとは「不確かさのなかで，性急な事実や理由を求めずに，不可思議さや疑問を抱きつつ，情況をもちこたえる能力」です．誤嚥性肺炎ではもちろん，慢性疾患の管理や悪性腫瘍を含めた終末期の医療では根治できない，すぐに解決できない，患者さんの思いが揺れ動き方針がはっきりと決まらない場面によく遭遇します．我々はそのような場面から逃げず見放さず，患者さんに接し続け見届ける必要があります．「なかなか結論が出ず話が進まないな…」，「また方針が変わって…」などの際に医学的な正論をぶつけ急ぐのでなく，negative capabilityが試されていると思って，話すタイミングを待つ，話し合いを繰り返すことが重要です．

4. 誤嚥性肺炎におけるスピリチュアルペイン

誤嚥性肺炎を繰り返す中で患者さんは色々なことができなくなってきます．「食事が食べられなければ，生きていても意味がない」「自分のことが自分でできなくて辛い」「なぜ自分がこんな目にあわないといけないのか」などの発言を聞いたことはないでしょうか．これらの感情はスピリチュアルペインに分類されます．また高齢になり認知症の影響が出てくると発言はなくても，周辺症状としての行動（抑うつ，暴言，不安，焦燥など）にスピリチュアルペインが反映されていることがあります．

スピリチュアルペインは「自己の存在と意味の消失から生じる苦痛」です．表 4-6 に示すような時間存在，関係存在，自立存在に分かれます[4)]．

患者さんの感じる痛みの１つであり，ほかには身体的苦痛（痛み，呼吸困難），社会的苦痛（家族，仕事，経済的状況），精神的苦痛があります．精神的苦痛との違いが難しいですが，精神的苦痛は孤独や寂しさ，不安などからくる苦痛です．しかしスピリチュアルペインと明確に分けられるものではありませ

表 4-6　スピリチュアルペインの種類とその発言，対応の例

分類	概念	発言例	対応
時間存在	死が近づくことにより(未来の喪失)，自己の生が無意味，無目的，不条理になる	●早く楽にしてほしい ●私の人生は何だったのだろうか ●食べれないんだったら何の意味もない	現在を意識してもらう 死を超えた未来を見出す
関係存在	自己が消滅し，他者との関係を失う	●誰も自分の苦しみをわかってくれない ●一人ぼっちに感じる ●死んだら何も残らない	医療者や家族との関係性が深まっていることに注目する
自立存在	自立できず，生産的でいられない，役に立つことができない	●こんなに人に迷惑かけて，早く亡くなったほうがいい ●自分のことが自分でできなくなったら意味がない ●こんな生活では生きている価値がない	自己決定できる自由があることを理解してもらう

(村田久行：終末期がん患者のスピリチュアルペインとそのケア．日本ペインクリニック学会誌．2011；18 (1)：1-8．より作成)

ん．身体的苦痛や社会的苦痛，精神的苦痛は緩和的治療や環境調整などで対応していきます．しかし，スピリチュアルペインは意味や価値の喪失であり，完全に取り除くことは困難です．医療者としても対応が難しく，患者さんの訴えを聞くのが苦痛になり避けてしまうこともあるのではないでしょうか．スピリチュアルペインの軽減には傾聴と共感，そして共にいることが重要になります．そうして関係性を深めながら表 4-6 にあげたような対応を行っていきます．

（長野広之）

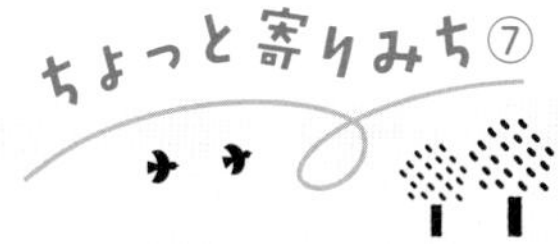

家で診る患者さんの QOL

在宅医療では，患者さんの QOL に何よりも重点をおきたいものです．そんな在宅の患者さんの QOL を評価する指標をご存じでしょうか．わが国で開発された，QOL-HC というものです．下記の評価票に沿って，はい・どちらでもない・いいえの 3 段階で答えてもらいます．ケアを考え直すきっかけにしてみてはどうでしょうか．

在宅医療をうける高齢患者のための QOL 評価票（QOL-HC）

あなたの最近の生活の様子について教えてください．

1．おだやかな気持ちで過ごしていますか．
2．現在まで充実した人生だった，と感じていますか
3．話し相手になる人がいますか．
4．介護に関するサービスに満足していますか．

（吉松由貴）

参考文献：Kamitani H et al: Development and validation of a new quality of life scale for patients receiving home-based medical care: The Observational Study of Nagoya Elderly with Home Medical Care. Geriatr Gerontol Int. 2017; 17(3): 440-448.

F 話し合いで意識すること：患者中心の医療と臨床倫理

〈本項のポイント〉

- **複雑な問題を扱う際に患者中心の医療の方法と臨床倫理の 4 分割表は役立つ.**
- **患者と共通の理解基盤を見いだすには，患者の体験である病い体験や健康観を探ることが重要である.**
- **倫理的な問題について幅広い視点で情報を収集／分析し，問題点や対立点を見つけ対応を考えるのに臨床倫理の 4 分割表を用いる.**

前項 E で話したように終末期が近づいた誤嚥性肺炎では複雑な問題について話し合うことが多くなります．そんなときに役立つ技術として 2 つの方法を紹介します.

1. 患者さん中心の医療の方法

1 つ目は「患者さん中心の医療の方法 patient-centered clinical method (PCCM)」です．複雑な問題を扱うには，患者さんとの関係を深めていく必要がありますが，PCCM は役に立ちます．医師だけではなく，看護師や薬剤師などの全臨床家が使えます.

PCCM は以下の 4 つの要素から成ります（図 4-1).

①疾患，病い，健康の体験を探る

②全人的に理解する

③共通の理解基盤を見いだす

④患者さん－臨床家関係を強化する

③の共通の理解基盤を見いだせない際には①と②を探っていくのが重要です.

①では普段注目しがちな疾患 disease としての誤嚥性肺炎だけでなく，患者さんの体験である病い illness や健康の体験に注目します．病いの経験を聞き出すコツは「かきかえ」の語呂合わせで覚えます（表 4-7)．たとえば，誤嚥

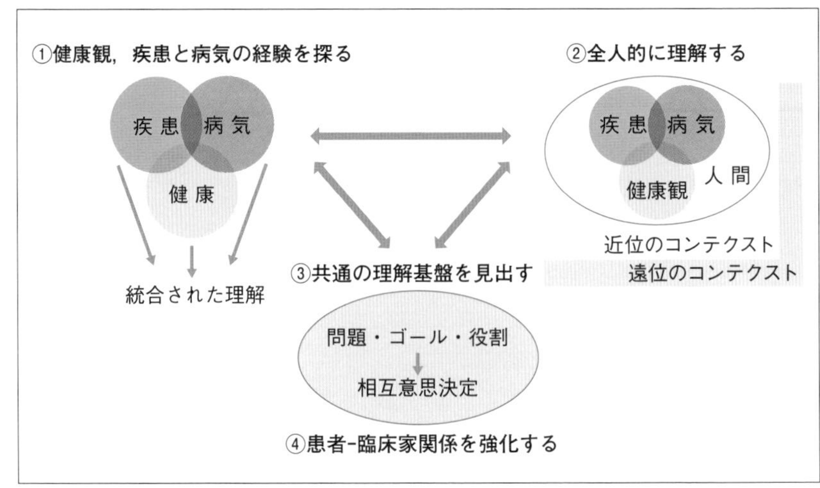

図 4-1　患者中心の医療の方法：相互に作用する 4 つの構成要素

(Stewart M et al: Patient-Centered Medicine（Patient-Centered Care Series.）CRCPress, 2013 より作成)

表 4-7　病い（illness）の聴取の際に用いる「かきかえ」の語呂合わせ

か（感情）	患者はどんな感情を抱いているのか（不安，怒り，悲しみ，恐怖など）
き（期待）	患者は何を期待しているのか
か（解釈）	患者はどんな解釈をしているのか
え（影響）	生活にどんな影響があるのか

したときにとても苦しかったので誤嚥に恐怖を抱いている（感情），元気な頃と同じ食事を食べたいと思っている（期待），好きなものであれば誤嚥することなく食べられると思っている（解釈），誤嚥しないための食事の準備がご家族の負担になっている（影響）などが病い体験に当たります．健康の経験とは患者さんの健康観（患者さんにとっての意味と願望，人生の目標）に当たり，療養のゴールを決めるのに重要です．食事が生活の生きがいになっている，最期まで人に頼らず自分で生きていきたいなどが健康観に当たります．これらを踏まえて，患者さんの体験を多面的に理解していきます．

②では，患者さんを全人的に理解するために，人間・近位コンテクスト・遠位コンテクストなどの視点で見ていきます．それぞれの内容は図 4-2 のよう

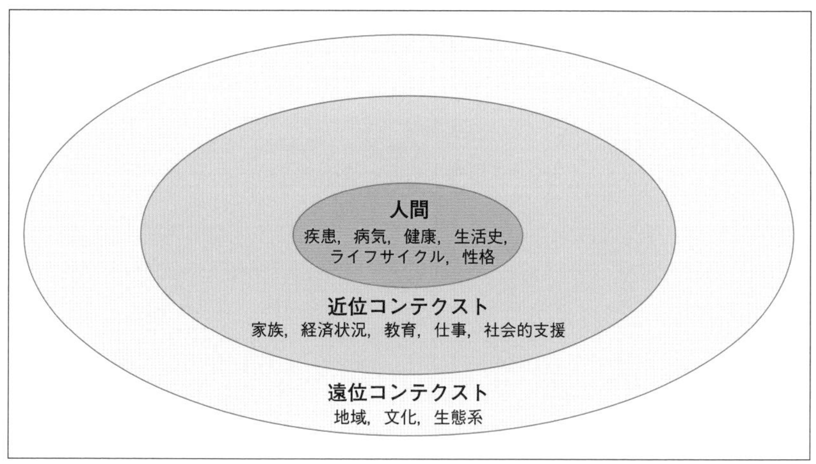

図 4-2　全人的な理解に必要な各要素

なものになります．患者さんと囲む環境を少し離れた視点で診るイメージです．誤嚥性肺炎患者さんでも近位，遠位コンテクストとしてご家族や地域の介護や看護の支援リソースなどを考えないといけません．

③は，患者さんと臨床家との間に共通の理解基盤を見いだす共同作業です．①，②のプロセスを通して問題を定義し，治療ゴールを設定し，患者さん・臨床家がどのような役割を果たすかを決定します．誤嚥性肺炎で言えば食形態や介護サポート体制をどうしていくかを問題として定義し，何をゴールにするか，お互いがどのような役割を果たすかを一緒に考えていきます．

そして①～③のプロセスを通して患者さんと毎回接する中で④ 患者さんやご家族と臨床家との関係を強化していきます．筆者自身がこの PCCM の中で最も重要だと感じるのは患者さんの病い illness の体験を探ることです．どうしても医療者，特に医師は疾患 disease に注目してしまいますが，答えのない状況でこそ患者さんやご家族が疾患を通じてどのようなことを感じているのかを知らなければいけません．

2. 臨床倫理の 4 分割表

臨床倫理について白浜は「クライエントと医療関係者が，日常的な個々の診療において発生する倫理的な問題点について，お互いの価値観を尊重しなが

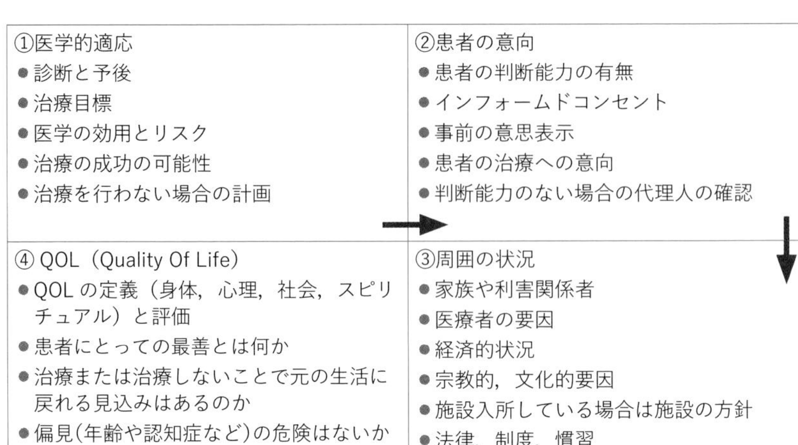

①医学的適応	②患者の意向
●診断と予後 ●治療目標 ●医学の効用とリスク ●治療の成功の可能性 ●治療を行わない場合の計画	●患者の判断能力の有無 ●インフォームドコンセント ●事前の意思表示 ●患者の治療への意向 ●判断能力のない場合の代理人の確認
④ QOL（Quality Of Life）	**③周囲の状況**
●QOL の定義（身体，心理，社会，スピリチュアル）と評価 ●患者にとっての最善とは何か ●治療または治療しないことで元の生活に戻れる見込みはあるのか ●偏見(年齢や認知症など)の危険はないか ●患者だけでなく，家族や医療者，介護者の QOL も考える	●家族や利害関係者 ●医療者の要因 ●経済的状況 ●宗教的，文化的要因 ●施設入所している場合は施設の方針 ●法律，制度，慣習

図 4-3　Jonsen の臨床倫理の 4 分割表

(Jonsen AR et al: Clinical Ethics: A Practical Approach to Ethical Decisions in Clinical Medicine. 8th Edition, McGraw-Hill, 2015 より作成.)

ら，最善の対応を模索していくこと」[5] と定義しています．今回紹介する臨床倫理の 4 分割表は Jonsen が提唱したもので，倫理的な問題を持つ症例を扱う際に，患者さんやそのご家族やそして多職種が考えを出し合い，幅広い視点で情報を収集／分析し，問題点や対立点を見つけ対応を考えるために用いる方法の 1 つです（図 4-3)．

医師に求められるのはまず①の医学的適応の正確な情報提供になりますが，一方で①にこだわりすぎることもあります．4 分割表は患者さんを取り巻く多彩な情報を整理し見える化するものですので，用いたとしても必ずしも解決策が出るわけではありません．しかし，患者さん・ご家族や多職種を交えて情報を出し合い整理していくことで皆が納得できる解決の手がかりがつかめるかもしれません．4 分割表の使い方として①～③の順に検討した上で④の QOL について考えます．④の QOL は患者さんだけでなく，関わるご家族や医療者などの QOL も考えていくのが重要です．

（長野広之）

その後

弱っていくご本人をなんとかできないものかとご家族に懇願され，パーキンソン病に対する薬物調整の相談も兼ねて，地域の病院へ紹介することとなりました．結果，画期的な解決はやはり見つからないものの，パーキンソン病治療薬が少し調整となり，また専門医の説明を受けられたことで，ご家族も納得し，終末期に向けた介護へ気持ちが少し切り替わったようでした．

文献

1) O'Mahony D et al: STOPP/START criteria for potentially inappropriate prescribing in older people: version 2. Age Ageing. 2015; 44(2): 213-218.
2) 人生の最終段階における医療・ケアの決定プロセスに関するガイドライン https://www.mhlw.go.jp/stf/houdou/0000197665.html
3) 認知症の人の日常生活・社会生活における意思決定支援ガイドライン https://www.mhlw.go.jp/stf/seisakunitsuite/bunya/0000212395.html
4) 村田久行：終末期がん患者のスピリチュアルペインとそのケア．日本ペインクリニック学会誌．2011；18（1）：1-8.
5) 白浜雅司：緩和医療と臨床倫理 臨床倫理とは何か．緩和医療学．2001；3：3-12.

インタビュー⑧

医師 大武陽一 先生
（今井病院）

医師の視点

Q 退院前カンファレンスでおさえるポイントはありますか？

A 在宅の方々からは的を射た質問をよくいただきます．患者さんのADLに加え，食形態，自助食器などの工夫もしているので，関心を持ってもらえるといいですね．嚥下評価の結果などは在宅側がどこまで求めておられるかわからないことも多いので，聞いてもらえるとお伝えできます．

在宅側のリソースによって，回復期側の目指すゴールも変わってくるので，退院前カンファレンスのもう少し前の段階で，情報共有やゴール設定の場を設けられるといいですね．退院後，ご自宅に帰るのか，施設なのか，慢性期の病院に行くのかなど，一通りの評価をしてから，早い段階で一度ご家族をはじめとした関係者と共有して，目標を定めて向かっていくという形になるので，ゴール設定を在宅側と共有できることが理想ですね．たとえば食形態などのすり合わせをできるといいですね．回復期側で調整しても，病院でしか実行できないものであったら，再入院の予防という観点では意味がないですし，退院後も実行可能な方策を一緒に考えられたらと思っています．

Q 在宅スタッフに求めることはなんですか？

A 訪問看護，訪問診療など，在宅側が「責任をもって診ます」という体制をご家族にもお伝えいただけると，我々としては安心して退院調整ができます．逆にそこがうろたえていると，ご家族も不安になって，「家では看ることはできません」となることも経験します．中でも訪問看護が鍵になりますね．「なにかあったら連絡を」ということをご家族に伝えていただけると非常に大きな安心につながると思います．また理想的には訪問看護ステーションに言語聴覚士（ST）がいてリハビリが提供できると最高ですが，まだまだ在宅支援に携わるSTさんは希少なので，訪問看護師が嚥下指導などをしてくださるとありがたいですね．そして医師はとにかく，安心感を与えることが大事です．チームの要として構えてもらえると，スタッフもご家族も安心できると思います．

Q 在宅との連携のコツはなんですか？

A 顔の見える関係性は一番，鍵になるかなと思います．訪問看護ステーションはたくさんあるので，地域性を把握しておくことはとても大切ですね．病院側としては，医療ソーシャルワーカー（MSW）が地域連携の要となってくれていて，もともと連携をとれているところのほうが，話がスムーズに進みやすいのが正直なところです．訪問看護ステーションも専門分化しているところもあるので，「誤嚥性肺炎診療は慣れています」「ST がいます」みたいな情報がもしあると，お願いしやすいでしょうね． 誤嚥性肺炎パスを活用している地域もありますね．病期ごとにやるべきことをお互いにわかっていたほうがいいかなと思います．それから，地域単位でまとまってカンファをやるなど，誤嚥性肺炎を地域で診ていく仕組みがあるといいと思います．

Q　誤嚥性肺炎診療への展望はありますか？

A　誤嚥性肺炎を急性期だけで診ていく時代は終わっていくのではないかと思います．亜急性期を診ることができる地域包括ケア病床や回復期病床を活用していただくのが，地域の資源をうまく生かすということにもなります．急性期で誤嚥性肺炎をみるメリットとしては，昇圧薬の使用や人工呼吸管理ぐらいでしょうか．抗菌薬治療は回復期でも行えますし，リハビリは回復期リハビリテーション病床では 1 日 9 単位（3 時間）提供できるので，急性期より圧倒的に有利です．感染症は急性期というイメージが先行していますし，家族が救急車を呼んでしまうと，急性期病院に搬送されてしまうので仕方ないのですが…．全体的な資源をもう少し幅広く，バランスよく使えたらよいと思いますし，仮に急性期で治療するとしてもごく短期間で，その後のリハビリは回復期でという流れができるのが理想的だと思います．これには医療者だけでなく一般市民の理解も必要になりますが，地域として誤嚥性肺炎をどこでどう診ていくのかを，みんなで考えていかないといけないと思います．

インタビュー⑨

言語聴覚士（ST）の視点

言語聴覚士　徳永三佐代 さん
（訪問看護ステーションほたる いせ）

Q　訪問 ST として，どのような関りをされていますか？

A　食事場面での困りごとがある方を看護師やリハビリテーション療法士から依頼されることが多いです．唾液嚥下ができている方は食べられる可能性がありますし，痰が多くてゴロゴロしてばかりの方でも様子を見つつ訓練をすることで，お楽しみ程度でも食べられたりします．

訓練は口腔ケアと thermal stimulation を基本に行っています．綿棒の先に水をつけて，咽頭を刺激して，飲んでもらう方法です．筋トレの意図も兼ねて繰り返し行うと，50回くらいできるようになると何らか食べられるようになる方が多いので，地味な訓練ですが，ひたすら繰り返します．食べられそうになってきたらゼリーなどから開始し，可能であればステップアップしていきます．

首の位置だけで機能が変わることがかなりあるので，姿勢にはかなり気をつけます．認知症などがあって硬くなってしまうと戻りにくくなるので，なるべく首を緩めながら，（後頸部ではなく）後頭部（から頭頂部にかけて）に枕を入れて頸部を前屈させます．また，ベッドの傾斜のところにきちんとお尻がきているか，確認します．ぎりぎりの機能で食べている方は，そういうところが大事です．

Q 患者さんが退院されてきたら，何を意識するといいですか？

A 何より口腔内の状態が大事です．口腔ケアはもちろんですが，本当にキレイになっているのか，汚れていないか，乾燥していないか，ライトをあてて口腔内を見ていただきたいです．口の中が汚いまま，あるいは絶食のまま帰ってくる方がいらっしゃいます．その期間が長くなるほど回復に時間もかかるので，歯科やSTへ，できれば早めに相談していただいた方が回復する確率も上がると思うんです．食べられない時期があっても，口腔ケアさえしておけば機能を維持できることも割とあります．たとえば霧吹きに入れた水で，小まめに口の中を潤すようにし，口にマスクをするだけで，びっくりするほど改善することがあります．ご家族にもできるような，お金もかけずにできるちょっとした工夫を紹介できるといいですね．

唾液がきちんと飲めているのに絶食になってしまっている方は，案外食べられるケースもあるので依頼をしていただけるとよいです．むせこみが多くなってきているような方も嚥下訓練をすることで改善できることがあります．ただ，食べたいという意思があまりない方は嚥下機能が残存していても食べることが難しいかと思います．

Q 在宅で非専門家にもできる嚥下評価や訓練はありますか？

A 食事での変化（食べる量が減った，時間がかかるようになった，むせこみが多くなったなど）や運動量の減少，体重の減少など何か変わってきたことがあれば，嚥下機能の低下がないかを見ていただければと思います．口腔ケアが追いつかない場合は歯科につないでいただけるとよいです．反復唾液嚥下テストや改訂水飲みテストなどは，継続して見ておくと変化を追うことができるかと思います．

訓練としては，うがいを少し強めにブクブクしてもらうようにして口唇周囲の筋力強化を図り，歯磨きとセットにすることで継続しやすくなるのではと考えています．また「あいうべ体操」なども嚥下評価で一時的に伺う場合にご紹介しています．お茶を飲んだあとに追加嚥下を１～２回することを小まめに続けてもらうこともあります．あんまりたくさん伝えても，できないことも多いので，ご本人やご家族の様子を見ながら自主トレ方法を紹介しています．

Q 食事指導やご家族への説明で，心がけていることは何ですか？

A なるべく具体的にどうするといいかを見せるようにしています．できることは人によって差があるので，話をしながらそのご家族が続けられる提案をするように心がけています．特に新たな調理をお願いするときは，ご家族の様子をみながら，資料だけでは難しそうだったら，一緒に何度かやってみることもあります．それでも難しそうなときは，金銭的に都合がつく範囲で市販品を利用していただくこともあります．作れないことの罪悪感も持っておられるようであれば，ほかでできていること，続けられることの重要性をお伝えしつつ，褒めてモチベーションを上げるようにしています．

Q 栄養剤や嚥下食は，好まない方も多くて，悩みます．

A どこまで何をどう食べてもらうのがよいか悩むこともあります．たとえば最期のときが近づいてきていそうな方に高カロリーのものを無理に食べさせたり，ご家族にも頑張らなきゃという雰囲気を醸し出すよりも，食べたいものを食べられるだけ食べる方がよいときもあると思います．好きなおかずを食べられる形態にして出してあげるとか，新鮮なフルーツをミキサーにかけてとろみをつけたものなどを少し食べるのもよいかもしれません．とはいえご家族の満足度を考えると，なにをどう提案するかは，難しいです．頑張り過ぎずに，ご本人もご家族もゆるゆると最期に向かって準備を進められると結果的には皆がハッピーなのかもしれませんが，そこを受け入れられるかどうかはその方の人生観なども関わってくるので悩みます．私としては可能な限りギリギリまで「食べる楽しみ」を味わってもらいたいと思ってはいますが，そればかりではないので思うようにはいかないことも多いです．

第5章

終末期と家での看取り

いつしか1日のほとんどを布団で過ごすようになり，食事もあまり摂れていません．一段と衰弱し，最期のときが近づいているのを，感じます．かねてより「死ぬときは家がいい」と言っていた患者さんの思いに応えるべく，奥様とともに多職種で奮闘しています．なるべく穏やかな終末を迎えるには，どのようなことができるでしょうか．

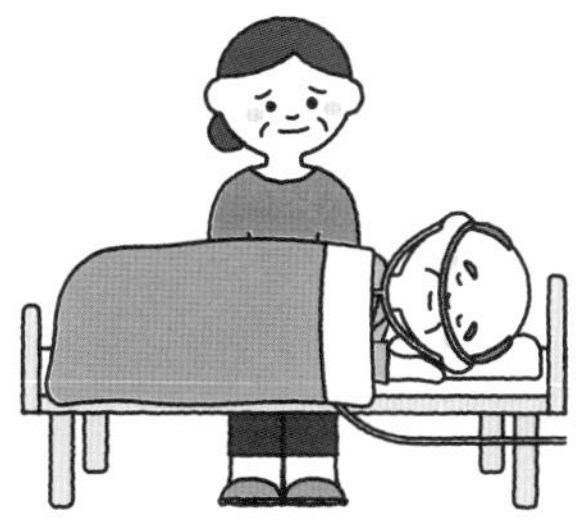

A 肺炎を治療しない選択肢

〈本項のポイント〉
- **肺炎を繰り返しており，抗菌薬の効果が期待しにくい状況では，抗菌薬治療の差し控えについても，患者・家族，チームで話し合う.**
- **抗菌薬を使用しないことではなく，患者が望む生活をどう負担なく過ごせるかを話し合いの中心にする.**
- **判断が難しい場合は期間を決めて効果を判定する（time-limited trial).**

1. ガイドラインの推奨

「肺炎を治療しない選択肢」が 2017 年版の成人肺炎診療ガイドラインに掲載されたことは，多くの話題を呼びました[1)]．認知症や原疾患，老衰による症状，摂食嚥下障害が重度で，肺炎を繰り返しており，抗菌薬の効果が期待しにくい状況では，患者さんやご家族と十分な話し合いを重ねたうえで，抗菌薬治療の差し控えについて，チームで総合的に判断することが重要というのです.

2. 抗菌薬の目的と効果

抗菌薬治療は，肺炎の治癒を目指して行います．しかし誤嚥性肺炎を繰り返している終末期では，誤嚥という原因を改善できないため，抗菌薬で「治癒」を目指しているというより，病勢を一時的に抑えているのが現状かと思います．慢性疾患終末期や老衰の過程で，誤嚥性肺炎を繰り返す場合に，何を意図して抗菌薬治療をしているのか，という疑問を抱いた方は，少なくないはずです．衰弱した病状であっても，抗菌薬治療をすることで短期的な予後は改善するというデータは臨床の感覚に合致しますが[2)]，患者さんの苦痛の軽減にはあまりつながらないこともわかっています[3)]．抗菌薬治療を行って，一時的には病状が改善しても，思い通りの生活はかなわず，体力はさらに弱り，制限はさらに増え，そしてまたすぐに肺炎を発症する…という経過が想像できてしまうと，「治療」という名のもとに，かえって苦痛を増やしてしまっていることが気になります．もちろん，内服量の増加や点滴ラインの穿刺，自己抜去の対応，家族の点滴管理の負担なども加味すると，なおさらです．『在宅における末期認知症の肺炎の診療と緩和ケアの指針』も参考にしてみて下さい．

3. 抗菌薬を差し控える話し合い

肺炎の急性期に，抗菌薬を使用しないことを提案するのは難しく，こちらの意図していることが伝わらない懸念があります．しかし在宅で長く診てきて信頼関係が築けているなかで肺炎を繰り返している経過では，一度は話し合っておいても，よいように思います．たとえば肺炎の急性期を乗り切ったあとにこそ，次の肺炎に向けて話し合えるとよいでしょう．これまでの道のりを踏まえて，患者さんの意向を汲んで，ご家族の思いにも寄り添って，話し合います．

ただ，抗菌薬を使用しないことが主眼となってしまっては，辛辣な印象を与えてしまいかねません．患者さんが心地よく過ごせるようなケアを精一杯していくことがしっかり伝わるように心がけます．大事なのは医療行為の要否ではなく，あくまでも患者さんご本人がどのように過ごしたい（であろう）か，ということなのです（4-E，4-F 参照）．

4. 判断が難しいときの time-limited trial

治療が適切かどうかを現場でどうしても判断しきれないときには，一定期間，抗菌薬を試してみる方法をとることがあります．これは time-limited trial と呼ばれ，たとえば「3 日間，抗菌薬を投与してみて，病状やご本人の苦痛に改善がみられなければ中止する」といったことを事前に決めて行います．3 日ほどあれば，抗菌薬が有効な病態であれば十分な改善が期待できますし，呼吸や嚥下の状態，全身の具合についても評価でき，ご家族にとっても少し時間的な余裕をもたせることができます．患者さんにとって苦痛を長引かせすぎず，ご家族にとっても受け入れやすい方法ではないかと思います．その間にも，薬を飲みたがらないとか，ルートを自己抜去するなどといった様子が見られた際には，治療が患者さんにとって苦痛となっている表れととらえて，中止する方向で考えます．

（吉松由貴）

B 肺炎終末期の症状緩和

〈本項のポイント〉
- **症状は客観的指標を用いて評価し，非薬物療法をまず行う.**
- **呼吸困難や痰がらみは家族の不安にも配慮し十分に説明する.**
- **経口摂取についても明確な基準を家族に伝える.**

肺炎の終末期には，患者さんやご家族にとって大きな苦痛になる症状が出やすいため，特に急な対応をしづらい在宅の現場では，変動する病態にあわせて先回りして対応できるようにしておくことが勧められます.

1. 息切れ，呼吸困難

呼吸困難は最も苦痛な症状とも言えますが，患者さんに確認しづらいことも多く，症状緩和に悩むことがあるかと思います．特に在宅では，患者さんの評価を１人で行うだけでなく，ときに多職種やご家族からの電話の様子などから判断を求められることもあり，判断基準として客観的指標を用いることは重要です．終末期に用いやすい客観的な評価として，RDOS（表 5-1）を知っておくと，症状の変動を関わるスタッフで共有したり，ケアの効果を判断するのにも有用です.

RDOS にみられるような項目に着目し，苦痛が強い場合には，症状緩和の方法として，まずは非薬物療法を試します．頭部を少し上げた楽な姿勢をとること（ポジショニング）や，顔や上半身への送風は，有効です[4,5]．窓を開けて換気し，最近増えている小型扇風機や手持ち扇風機を用いるほか，ご家族に団扇や扇子で扇いでもらってもよいでしょう.

COPD やがんなどで在宅酸素療法を行っている場合は，流量を上げてもよいでしょう．ただ，酸素流量を上げることや，血中酸素飽和度を高く維持することで，症状が改善するとは限りません．酸素流量を増やしたり酸素マスクを使用することでかえって苦痛を与えていないか，注意します．たとえば，酸素マスクをつけていることで閉塞感や息の吸いづらさを感じたり，経鼻カニュー

表 5-1 Respiratory Distress Observation Scale（RDOS）日本語版

項目	0 点	1 点	2 点
心拍数／分（回）	89 以下	90 ～ 109	110 以上
呼吸回数／分（回）	18 以下	19 ～ 30	31 以上
落ち着きのなさ：患者の合目的でない動き	無	時々 軽微な動き	頻繁な動き
奇異呼吸パターン：吸気時に腹部が陥没	無		有
呼吸補助筋の使用：肩呼吸	無	わずかな上昇	著しく上昇
呼気終末のうめくような喉音：荒く唸るような音（呻吟）	無		有
鼻翼呼吸：呼吸時の鼻翼の拡張・動き	無		有
恐怖におののいたような表情（苦悶表情）	無		目を見開いている 顔面の筋肉が緊張している 眉間に皺が寄っている 口を開けている 歯をくいしばっている

（Sakuramoto H et al: Translation, reliability, and validity of Japanese version of the Respiratory Distress Observation Scale. PLOS ONE 16:2021 より引用改変）

レがまとわりつく感覚も不快に感じる方が多いです．ゆっくり動くように気をつける，ずれたチューブをもとに戻すといった善意による気配りも，患者さんやご家族にとっては大いなるストレスにつながることがあります．歩行時はもちろん，寝返りや体位変換，更衣を行う際にも，酸素があるだけで動きづらくなります．また，頻繁な流量調整は，医療機器を扱いなれないご家族にとっては想像以上に負担になるため，なるべく一定の流量とします．

薬物療法としては，がんの終末期に倣ってモルヒネの内服あるいは持続点滴が使われます．それでも苦痛が強く，せん妄や身の置き所のなさを伴うときには少量のミダゾラムを併用することもありますが，肺炎の終末期で非薬物療法をしっかり行っていれば，そこまで必要とすることは稀な印象です．

2. 咳，痰がらみ

終末期には唾液さえ嚥下しづらくなり，また誤嚥物や痰をうまく喀出することもできなくなるため，痰が絡んだようなゴロゴロした音が聞こえやすくなります．いつもそばにいるご家族にとって，特に心配になる症状です．

まずは非薬物療法として，痰が出しやすく呼吸がしやすいようなポジショニングを考えるほか，そもそも症状が出にくいように，輸液を 500mL/日以下に減らす，無理な経口摂取をしない，口腔ケアをきちんとする，といったことが大事です．吸引も選択肢とはなりますが，患者さんにとってかえって苦痛になることと，終末期には吸引でもとりきれない気道の音も増えることを考えると，在宅であえて行うことは多くはないように思います．

それでも患者さんが苦しそうにしている場合には，薬物療法として，ハイスコ®の舌下／経鼻投与や，ブスコパン®の皮下注，硫酸アトロピン点眼液の舌下投与も，一部では効果が報告されています．Back らの 4 段階評価（表 5-2）[6]を参考に，段階が 2 ～ 3 のときには，投薬を考慮することがあります．ガイドライン[7]ではいずれの薬剤も投与しないことが推奨されていますが，スコポラミン 0.15 ～ 0.25mg を屯用で舌下投与してみてもよいでしょう．ただ，苦痛を感じていない場合も多いため，より重要なのは，ご家族の辛い思いを理解し，ご家族にできるケアを見つけ，患者さんの表情が穏やかであることなどを言語化することと考えられます．

表 5-2　Back らの 4 段階評価

0	音が聞こえない
1	患者に近づくと聞こえる
2	静かな部屋でベッドサイドに立つ状態で聞こえる
3	静かな部屋で患者から 20 フィート（6m）の距離で聞こえる

3. 終末期の経口摂取

医療者はつい「無理をしないで」「食べやすいもので」と言ってしまいがちですが，こうした曖昧な表現はご家族にとって一番，悩ましいものです．終末期には，栄養をとることで病状が改善するわけではなく，むしろむせこんだり，痰が増えるなどして，苦痛を増やしてしまうことの方が懸念されます．「ご本人が欲しがるときだけ，欲しがるものだけ与えてください」「ご本人が欲しがらないときや，痰がゴロゴロしているときは，控えてください」などと，基準をより明確に伝えるとよいでしょう．また，スプーン 1 杯分や，スポンジにしみこませた程度の水分でも強くむせこませてしまうことがあります．スプーンにごく少量から試す，スポンジを好きな飲み物に浸した場合は軽く絞ってから口に含ませるなど，終末期にはとくに細やかな調整が求められます．このあたりも実際にご家族に見せたり，やってもらうと，その後も患者さんが欲しがったときにご家族が行いやすくなります．内服薬についても，症状緩和にどうしても必要なもの（かつ，坐剤や貼付剤，注射剤などに変更できないもの）を除いて，中止します．

（吉松由貴）

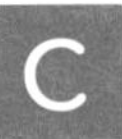 看取りにおける家族，施設職員ケア

〈本項のポイント〉

- **看取りが近づいたときに家族が動揺しないように，今後予想される経過や症状について説明しておく．**
- **施設に入所している患者の看取りの場合は，ケアする施設職員にも困っていることや不安などを聞く．**
- **在宅で看取りすることが望ましくない場合は，病院への紹介を検討する．その場合，今まで話してきた方針やケアへの希望を十分に紹介先に伝える．**

看取りが近づいた際に，動揺される家族も少なくありません．「苦しそうにしている様子を見るのは辛い」「これからどうなるのか不安」などの訴えを聞くこともあるでしょう．そんなときは不安について傾聴しながら，今後予測される経過や症状を説明します．不安を感じたときにすぐに医療者に電話などで相談できる体制を作る，ご家族が不安にならないように患者さんの症状緩和をしっかり行うなども重要です（ちょっと寄りみち⑧も参照）．

説明の際には緩和ケア普及のための地域プロジェクトが発行している看取りのパンフレット「これからの過ごし方について」[8)]が役に立ちます．亡くなる前にからだに起きてくる変化，苦痛が増えたときの対応，せん妄，自然喘鳴，輸液などについて家族への説明に使える資料となっており，ネット上で公開されています．口頭だけの説明では医療用語が理解できなかったり，記憶できなかったりする場合があります．このような資料を使いながら説明すれば患者さん・ご家族の理解が深まり動揺を減らせるかもしれません．

施設に入所されている場合は，施設職員が主に患者さんの介護を行う場合が多いと思います．看取りに慣れている施設ならいいですが，経験が少ない場合は看取りがストレスになることがあります．患者さんをケアするにあたって，何に困っているか，何を不安に思っているか家族同様に話し合う機会があるといいでしょう．

1. 終末期の病院紹介の判断

患者さんの苦痛の緩和が在宅で十分に行えない場合やご家族の負担が大きく在宅での加療が難しいと思われる場合は，病院への紹介を検討します．患者さんが最期まで在宅で過ごしたいと希望していた場合，その希望をできるだけかなえられるように症状緩和やご家族の負担，不安を取り除く努力は可能な限り行うべきですが，在宅にこだわりすぎてもいけません．病院に紹介する場合は，今まで患者さん・ご家族と話し合ってきたケアの方針，患者さん・ご家族の希望などをしっかり伝えます．入院して患者さん・ご家族が希望しない治療，ケアが行われないようにしなくてはいけません．看取りまで病院，施設で行ってもらいたいということも伝えます．

（長野広之）

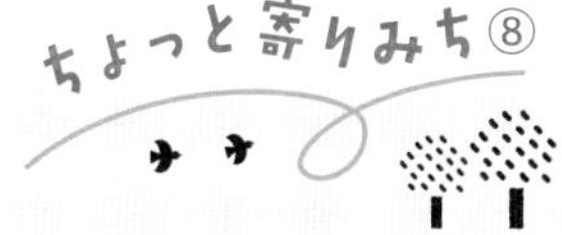

終末期の患者さんのご家族とのかかわり

私自身，自宅で母を看取った経験があるのでどうしてもそこに目が行きがちですが，家で家族を介護するというのは大半の方がかなり大変なのではと思っています．先の見えないことへの不安を抱えていたり，介護自体問題なくできていても疲労が重なりしんどくなってくることもあると思います．特に最期が近くなってくると家族を失うかもしれない不安や恐怖で消耗したりします．食べてくれなかったり，唾液が貯留してきたり，少しずつできていたことができなくなる，その姿を見ながらご家族もお迎えが近いことを感じ葛藤が生じていきます．心の問題なので結局は当人が向き合うしかないのですが，向き合い方がわからないことも多く，ただただ辛い思いをしている方もおられると思います．そういう心の動きがあることを念頭におきながら，思うよりもご家族が疲弊している可能性があること，けれど，今は辛くとも，きっとその方にもその辛さを乗り越える力があると信じつつ見守っていただけるとよいのではないかと思っています．

（徳永三佐代）

D 死亡確認，グリーフケア

〈本項のポイント〉

- **死亡診断での立ち居振舞は患者ケアに対する家族の印象に大きく影響を与えるため，注意して行う．**
- **在宅での死亡診断はモニターで心静止が確認できないため，時間をかけ注意深く行う．**
- **残された家族へのグリーフケアは家族の悲嘆が適切な段階を踏むために重要である．**

死亡診断での医療者の立ち居振舞は患者ケアに対するご家族の印象に大きく影響を与えると考えられますが，主治医ではない当番医が行うことも多いかと思います．当番医でもご家族に悪い印象をもたせるような死亡診断をしてはいけません．本項では在宅で患者さんがお亡くなりになった際に注意しなくてはいけない点を段階を追って説明していきます．

1. 患者さんの呼吸が止まっていると連絡が来たとき

在宅で患者さんがお亡くなりになった場合，多くはご家族や，施設に入所されている場合は施設職員が発見されるのではないかと思います．ご家族の看取りに対する受け入れの状態によっては，動揺することもあるので，お話をお聞きし落ち着いたところで家に向かう旨を伝えます．訪問するまでに時間がかかる場合は目安の時間をお伝えしておきます．訪問看護が導入されており対応可能な場合は連絡し，先に訪問してもらってもよいかもしれません．

時間帯によっては主治医でなく，当番医が対応する場合もあると思います．その場合，カルテを訪問前に確認し，以下のことを確認します．

- 背景疾患（死亡診断書に発病又は受傷から死亡までの期間を書かなければいけない）
- 看取りに至ったこれまでの経緯
- 家族構成，キーパーソン

- 家族の看取りの受け入れ
- 抜去すべきデバイス（末梢静脈ライン，皮下点滴ライン，尿道バルーン，経鼻胃管など）の有無
- 死亡診断書が主治医により事前に作られているか

死亡診断書の作成に慣れていない場合は厚生労働省の「死亡診断書（死体検案書）記入マニュアル」を事前に一読しておくとよいでしょう．訪問する前に看取りに相応しい身だしなみか確認します．白衣が多い病院に比べて，在宅医療は服装がある程度自由ではありますが，看取りにあたっては派手な色の服やアクセサリーは適切ではないと思われます．履物についてもサンダルや派手なスニーカー，そして靴下なしの素足で訪問することは避けた方が無難です．

2. 訪問時

患者さん宅や施設に到着したら，まず所属と名前を伝え挨拶をします．当番医が対応する場合は，主治医より患者さんの状態や疾患などについてきちんと引き継いでいる旨を伝えます．訪問時，ご家族が動揺されていることもあると思います．その場合は死亡診断を急ぐのではなく，お話を聞くことを優先します．

3. 死亡診断について

在宅での死亡診断は，病院とは違い心電図モニターで心静止が確認できるわけではないので，より丁寧に注意深く行わなければいけません．心音停止，呼吸音停止の確認のための聴診，瞳孔散大・対光反射消失の確認の流れを筆者は2周行うようにしています．確認できれば衣服，布団などを丁寧に直します．筆者は患者さんやご家族が使用されていた時計で死亡時刻の死亡確認の際は，お亡くなりになられたことがしっかり関係者に伝わるように伝えます．

例：「心臓・呼吸が止まっていること，脳の反応がなくなっていることを確認させていただきました．○時○分，～さんお亡くなりになられました．お疲れさまでした．」

死亡診断後にご家族が泣かれていたり，患者さんに話しかけられたりしている場合は落ち着かれるまで時間を取ります．誤嚥性肺炎を繰り返されている患者さんの看取りの場合，ご家族や介護職員がもっとできることがあったのではないか，自分の処置が悪かったのではないかと後悔されている場合があります．そのような場合は，思いを傾聴し共感しつつ，これまでの経緯を踏まえ自宅看取りが良い選択だったのではないかということをお伝えします．「パーキンソン病の死因の70％は誤嚥性肺炎[9)]」などの誤嚥性肺炎についての客観的なデータをお伝えすることもよいかもしれません．窒息や痰づまりといった言葉は関係者が自分を責めるきっかけになりかねませんので，説明の言葉は慎重に選ぶようにした方がよいでしょう．

在宅での看取りの場合，病状や死亡に至った疾患について既に繰り返し説明されている場合が多いですが，必要であれば死因についての説明を行います．死亡診断書を作成する際は記入する直接死因や発病から死亡までの期間について確認し，名前の漢字や住所についても間違いがないかご家族に確認してもらった後にお渡しします．

4. 帰宅の際

ご家族へねぎらいの言葉を忘れないようにします．患者さんがお亡くなりになった後，葬儀社や近親者への連絡，死亡届などの提出，お通夜，葬儀，相続関係の手続きなど家族が対応しなければいけないことは多数あります．筆者は「葬儀や亡くなった後の手続きなどでしばらく大変な時期が続くと思いますが，お体にお気をつけください」と伝えるようにしています．

5. グリーフケア

悲嘆（グリーフ）とは患者さんとの死別による喪失から生じる悲しみ，怒り，混乱，自責，後悔，無力感といった感情です．悲嘆は必ず生じる正常な反応です．故人がいない環境で家族内や地域での新しい役割や生き方を見つけることで，悲嘆の状態は変化し徐々に正常な状態に戻っていきます．このプロセスを進むための心の動きをグリーフワークといいます．グリーフワークを援助し，悲嘆の状態を見守り支えるのがグリーフケアです．施設によってはご家族のグリーフケアとして患者さんが亡くなった後に遺族の元を訪問することがあると思います．グリーフケアでは患者さんの悲嘆を適切なタイミングで傾聴するのが大切です．また患者さんが亡くなることによって残されたご家族が買い物や料理，通院など生活面や経済面で困ることもあると思いますので，その場合は適切な支援へつなげることもグリーフケアの１つです．

グリーフケアで注意が必要なものとして複雑性悲嘆があります．複雑性悲嘆とは悲嘆が長期化したりある段階にとどまったりするものです．うつ病などにつながる可能性があるため専門家への紹介が必要になります．

もっと詳しく知りたい方は

- 「ともに歩むがん在宅医療」
  https://www.jahcm.org/assets/images/project/pdf00/Home_medical_care.pdf
- 「地域の多職種でつくった死亡診断時の医師の立ち居振る舞いについてのガイドブック」
  https://www.yuumi.or.jp/wp_yuumi2/wp-content/uploads/2022/07/booklet28.pdf?fbclid=IwAR3IW3nGvZ2AVuZIaSTYIQ3qIFEXWErgkzNG2tZI3jdkUmF9pPkrmcFbsVI

（長野弘之）

その後

どんなふうにするとご本人が心地よいであろうかと，多職種で相談し，口腔ケアや体位変換，無理のない食事や薬物調整を行いました．心配が強かった奥様も，多職種の支えにより，介護を熱心に頑張れていました．症状が悪化した際には，病院への搬送も何度か話題にあがりましたが，これまで話し合ってきたようにご本人の願うように自宅で過ごさせてやりたいということで，自宅での穏やかな別れとなりました．

看取りの際，奥様は悲しみ落ちこんでおられたので，お気持ちの傾聴に努めました．２週間後にグリーフケアのため訪問すると徐々に立ち直られている様子でした．ご自身の診療について相談を受け，奥様についても在宅医療を開始することとなりました．

文献

1) 日本呼吸器学会：成人肺炎診療ガイドライン 2017．日本呼吸器学会，2017．

2) van der Steen JT et al: Antibiotics and Mortality in Patients with Lower Respiratory Infection and Advanced Dementia. J Am Med Dir Assoc. 2010; 13: 156-161.

3) Givens JL et al: Survival and comfort after treatment of pneumonia in advanced dementia. Arch Intern Med. 2010; 170: 1102-1107.

4) 日本呼吸器学会・日本呼吸ケア・リハビリテーション学会合同 非がん性呼吸器疾患緩和ケア指針 2021 作成委員会 編：がん性呼吸器疾患緩和ケア指針 2021．メディカルレビュー社，2021．

5) Swan F et al: Airflow relieves chronic breathlessness in people with advanced disease: An exploratory systematic review and meta-analyses. Palliat Med. 2019; 33: 618-690.

6) Back IN, et al. A study comparing hyoscine hydrobromide and glycopyrrolate in the treatment of death rattle. Palliat Med 2001; 15: 329-336.

7) がん患者の呼吸器症状の緩和に関するガイドライン 2016 年版．特定非営利活動法人緩和医療学会 緩和医療ガイドライン委員会編集．金原出版株式会社

8) 緩和ケア普及のための地域プロジェクト：看取りのパンフレット「これからの過ごし方について」 http://gankanwa.umin.jp/pamph.html

9) Akbar U et al: Incidence and mortality trends of aspiration pneumonia in Parkinson's disease in the United States, 1979-2010. Parkinsonism Relat Disord. 2015; 21(9): 1082-1086.

インタビュー⑩

訪問看護師 田中裕子さん
（よしき往診クリニック）

訪問看護師の視点

Q 終末期の患者さんで痰が多いときにどうしていますか？

A 医師と相談して点滴量を絞ります．もちろん患者さん・ご家族に痰の量を減らすという目的をしっかり説明してからです．痰切りの薬も使います．あとは吸引です．看護師が訪問したときに体位変換などして痰を動かしてから吸引します．ご家族が吸引できそうならお願いしてやってもらいます．咽頭や気管までは難しいので口の中を吸ってもらいます．ネバネバの痰が口の中にあって出せない方もいらっしゃいます．

Q 看取りが近い患者さんの家族ケアで気をつけていることはありますか？

A 近々看取りになるかもしれないと思ったら，まず医師からご家族にそろそろ心の準備をしないといけないと伝えてもらいます．職種によって言うことが違うとご家族が混乱します．医師より看護師が頻回に行くので，そろそろ看取りの準備かなというよいタイミングをキャッチできることが多いです．そこで医師に説明をお願いします．医師からの説明の後に看護師が言葉がけをする流れがよいのかなと思っています．看取りの説明を聞いてどう思ったのか，説明を理解できているのか，受け入れできているかなどを聞きます．また家族内で思いが違うと困るので統一できているかも聞きます．そして看取りの心がけをしてもらう言葉がけをしていきます．患者さんが楽に過ごせるようにケアしていきますね，というような．あとは看取りの流れ，眠る時間が長くなってくるなど，どんなふうに患者さんが変化していくかを説明します．

Q 看取った際に罪悪感をお感じになるご家族もいらっしゃいますが，何か工夫されていますか？

A 看取りが近づいてきたタイミングで事前に声がけすることがあります．「外出から帰ってきたり起床したときに亡くなっていても罪悪感を感じる必要はないですからね．24 時間患者さんを診続けているとご家族も疲れ果てちゃうので」のような内容です．ほかにはご家族を責めない，上手い説明方法をすることでしょうか．以前ご家族が最後に水を少し飲ましたのが悪かったのかと気にされていました．そのときもご家族が自分を責めないように上手く医師が話してくれました．私たち看護師も，呼吸停止前からの状況を伺いながらご家族が気にされていることを聞き出し，「最後にご家族から飲ませてもらって，患者さんは嬉しかったと思いますよ」と，看護師の主観を言うようにしています．

Q 看取るときの礼儀作法で気をつけていることはありますか？

A 在宅医療は入院診療と違って，医療者の服装も色々だと思うのですが，看取りでは特に身だしなみに気をつけるようにしています．派手な色は着ない，裸足は厳禁などを気をつけています．

インタビュー⑪ 施設職員の視点

スーパーバイザー 佐野健司 さん
施設職員 高木みちえ さん，大藤智香 さん
（株式会社エクセレントケアシステム，株式会社タフティサポート）

Q 嚥下に問題のある患者さんを施設でみるときの怖さ，難しさはありますか？

A ご自身でお食事される方でスムーズに食べているようにみえて問題ないのかなと思いきや，ある日突然熱を出されて，誤嚥性肺炎と診断されたことがありました．症状が表に出にくいこともあるのだなと思って，早くに気づける症状があれば…と思います．

食事の形態も日々悩みながらやってます．嚥下に不安があるけれど食の楽しみをまだ持っておられる方なんかは，ミキサー食だと食べてる気がせず進みにくいことがあります．楽しみをとるのか安全をとるのか，常々考えながら対応させてもらっています．

Q 医療者からどういった情報提供や指示があるとよいですか？

A 具体的な指示がいただけるとありがたいです．「食事について無理しないでよいです」や「ご本人の好きなものを食べやすい形態で食べさせてあげてください」などと指示を受けることがあります．その際に，たとえば食事形態についてそれぞれの食べ物で食べやすい形態とは何なのかと職員同士で悩みました．具体的に何を食べていいとかこれはダメだとか食事形態はこの形にしてくださいなど答えていただけるとこちらとしても安心できます．あとは実際に誤嚥されたときの対応でしょうか．座位が取れずベッド上でヘッドアップしてお食事をされる方は，誤嚥したときに後ろからさすったりとんとん叩くことも難しい体制で食べられています．もしその方が実際誤嚥された場合

は，私たちはどのように対応したらいいのか悩ましく，どきどきしながら食事支援しています．

あと薬ですかね．薬でお腹がいっぱいになるんじゃないかってくらい多く飲んでる方や飲み込むのがしんどい方もおられます．2～3回に分けて介助させてもらいますが，そういうときに減薬について相談できるとありがたいです．

Q 施設で誤嚥を繰り返される方を看取りするときの難しさは何ですか？

A ずっとそばで見続けますので，だんだんとお口から食事が入らなくなってきたときに不安は感じます．お食事がとれなくなってきて，水分補給だけはしていただきたいなとは思うけれど，なかなか口をあけてくれなくなります．そのときに次にどういう形に進むといいのか，水分を含ませたガーゼで口を湿らせるなど，施設で意思統一する難しさもあります．施設職員は十人十色で色んな意見があって，その人の生活をみてきたので感情が入ってしまったり，これがいいのかという判断が難しいところがあります．そのときに医師や看護師さんからこの人は水分がとれなくてもよいと思います，私たちが責任とりますからねと言ってもらえると職員はぐっと楽になりますし，ご家族にも説明しやすいです．

監修 平原先生に聞く

在宅医療×誤嚥性肺炎

在宅医療で多くの誤嚥性肺炎の患者さんの診療に当たっておられる監修者の平原先生に，本書で取り扱った各病期での診療について，教えていただきました.

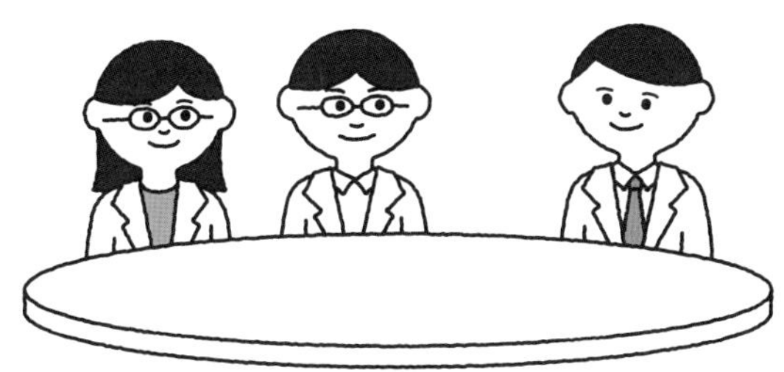

本書全体について

フェーズを意識して診療しているか？

長野：本書は，誤嚥性肺炎の患者さんがいくつかのフェーズを経て徐々に進行していくことを5つの章で構成してみたのですが，平原先生は誤嚥性肺炎の診療で，患者さんの辿るフェーズを意識なさることはありますか？

平原：本書の構成は実際の臨床に即しており，とても理解しやすいです．日頃の臨床では，安定期，下降期，看取りという形で私はとらえているかもしれません．初期は基礎疾患単位で介入しているので，誤嚥性肺炎のフェーズをあまり意識しないかもしれませんが，下降期以降は認知症なら最大2/3が[1)]，パーキンソン病なら4割程度が肺炎で亡くなる[2)]，といったことを念頭におき，慢性期から疾患マネジメントの一環としてリハ栄養を心がけています．そして，在宅医療導入後は常に誤嚥性肺炎を意識して関わるようになります．

長野：私も在宅医療を始めて，認知症やパーキンソン病の患者さんのヘルスメンテナンスということで誤嚥性肺炎予防を意識するようになりました．吉松先生，病院の立場からはいかがでしょう．

吉松：私は呼吸器内科にいたので，肺炎で一番多いのは緊急入院という場面でした．肺炎をただ治療するのではなく，これが初めてなのか5回目なのか，どの病期なのかを意識するようになったことで診療が変わった気がします．

　またCOPDや間質性肺炎の患者さんは，まだ誤嚥性肺炎を起こしているわけではなくとも，今後起こすことが想定されるので，嚥下について少し聞いたり，栄養介入したりしています．経過やフェーズを想像すると，できることの幅が広がるので意識するようにしています．

1章

むせこみが目立ってきた段階でチェックする疾患は？

長野：誤嚥の原因になる疾患は非常に多いですが，むせこみが目立ってきたときに確認する疾患として，本書ではCOPD（息切れ），GERD（胸やけ），パーキンソン病（歩きにくさ）の3つと薬剤に焦点を当てて解説してみました．平原先生は，この段階でチェックしている疾患はありますか？

平原：在宅医療をやりつつ認知症疾患医療センターで診療をしているので，認知症の患者さんは非常に多いです．地域や病院の特性もあるかと思いますが，在宅医療の後方支援のために設けた一般病床で2年間，肺炎で入院した方の基礎疾患を調べた際も，認知症が42.5%と一番多かったです．次がCOPD等の呼吸器疾患で約26%，3番目が脳卒中で約12%，4番目は末期がん，5番目が神経疾患でした[3)]．神経疾患は稀少疾患なので順位としてはそうなりましたが，認知症以外ではCOPDと神経疾患が肺炎を起こしやすいのは確かです．末期がん患者さんも高齢化しているため，がん悪液質に誤嚥性肺炎を伴う例も増えています．また，認知症も，誤嚥が起こりやすくなるのはアルツハイマーは重度以降，レビー小体型は病期に関わらない，など疾患によって特徴はあります．

長野：認知症は確かに重要ですね．認知症による誤嚥の背景には老年医学的な栄養や筋力の問題があるのでしょうか？それとも認知症という疾患自体に誤嚥を引き起こすものがあるのでしょうか？

平原：レビー小体型認知症などはパーキンソン病同様，大脳基底核からドーパミンが出なくなり嚥下反射が惹起されなくなるといった病態があり，アルツハイマーも重度以降はそういったことが生じます．ただし，アルツハイマーはそれ以上にサルコペニア嚥下障害の影響が大きいと感じます．

吉松：それぞれ疾患の病期によっても特徴がありそうですね．認知症という視点からだと，初期にはあまり誤嚥の問題はないけれど，肺炎という視点からは終末期中心に認知症の誤嚥の問題は大きくなってくるということですね．末期がんではそれ以外の問題も多く予後も限られるので，評価や制限もあまり厳格にせず，食べたいものをどうぞとなるので，嚥下で悩むことは比較的少ない気がします．

本書の1章では，初期でも嚥下に注目すればできることがあるけれど，つい嚥下の視点を忘れがちな疾患という注意喚起的な意味でこの3疾患を選んでみました．

平原：フェーズとともに基礎疾患による違いの認識が重要で，疾患ごとに障害される点も異なります．パーキンソン病であれば嚥下の5期すべてが障害されますが，アルツハイマーの重度では主に嚥下反射が障害されます．また，パーキンソン病では嚥下の感覚が落ちてくるので不顕性誤嚥が増えてきます．パーキンソン病類縁疾患でも嚥下障害は多いのですが，進行性核上性麻痺や多系統萎縮症は進行するほどに嚥下障害も多くなるのに対し，パーキンソン病では進行期であればどの病期で嚥下障害が生じても不思議ではなく，嚥下機能が最期まで割と保たれている人もいれば進行期の初めから症状のある人もいると言われています[4)]．そういった疾患ごとの違いを頭に入れておくと時間軸でみていくときに参考になると思います．

栄養や身体活動性を上げる工夫について

長野：患者さんが栄養や身体活動性を上げるために在宅で何か働きかけをなさっていましたら，お教えください．

平原：リハ栄養は全ステージで重要ですが，まずは栄養スクリーニングを意識して行い嚥下障害や認知症のある方を早期に拾い上げることが大切だと考えています．認知症では，要支援段階でまず買い物が，続いて調理ができなくなり社会的な問題で栄養不良が生じます．嚥下障害も，自ら食べられないとの訴えより体重減少で見つかることの方が多いです．在宅患者さんの多くは，デイサービスで月に1回体重測定してもらっているので，それで確認をし，外来患者さんは診察の際，血圧を測るように体重も測るというようにして栄養スクリーニングによって対象を拾い上げるようにしています．

在宅患者さんに栄養障害を認めた場合，その原因や背景因子は社会的なものから身体的なものまで複雑であり，アセスメントに時間もかかることも少なくないため，まずは経口栄養剤を使って栄養状態がさらに悪化しないように努めます．経口栄養剤の使用は欧州臨床栄養代謝学会（ESPEN）の認知症の栄養に関するガイドライン[5)]でも推奨されている方法です．高齢者は何が起こっても食べられなくなるので原因を探るのは大変ですが，見過ごしやすいのはうつと嚥下障害です．また，独居の方は社会的な問題で食べられなくなっている場合が非常に多いので，ショートステイなどの食環境が整う場に行っていただき，食べられるかをみる，というようなこともします．在宅患者さんでは，運動はその次で，まずは栄養の問題をある程度解決してから考えることが多いです．

長野：在宅を始めて感じたのは，意外と時間がないということでした．非常にいろいろな側面を30分程度で評価しなければならない．栄養という点でも，食事の内容を確認したり，調理をするご家族とお話する時間がなかったりするので，最近は管理栄養士さんに入っていただくことも多いです．独居の方ではむしろ社会的なサポートが重要というご指摘も，日々実感するところです．

吉松：お話の中で，うつは見逃しやすいなと感じました．「なんで食べられないのだろう？」というときに，口をみたり消化器症状や薬の影響を考えるといったことはある程度習慣づいていても，環境因子や抑うつは十分に考えられていなかったり，疑ったときの介入についても不十分になりがちです．嚥下障害を疑うと栄養，体重測定，運動などと患者さんにお願いすることが多くなってしまうのですが，背景にうつがあったり，わかっていても体がついていかないような場合，こちらが短時間で矢継ぎ早にお願いしていることが患者さんの負担になり逆効果になっていないか，ふと我に返って悩むことがあります．まずは栄養介入で，評価や運動はその後という順番は大切で，段階を踏んで，必死になり過ぎず１つずつ取り組んでいこうと思いました．また，ちょっと視点を変えて，一度デイに行ってみませんか？などと提案するのもいいなと思いました．

長野：大浦誠先生が３つのポリ，ポリドクター・ポリファーマシー・ポリアドバイスと仰っています[6)]が，多職種から多くのアドバイスをもらいパンクしてしまうことはあると思います．家に行ってみるとご家族はもう一杯いっぱいなことも多いので，アドバイスはできるだけシンプルに，そして職種間でも統一しておかないと，実践できないですね．

2章

退院前カンファレンスで確認していることは？

長野：退院前カンファレンスで意識して実践なさっていることはありますか？

平原：ご家族の介護力を評価した上での指導，急性期から一旦回復した時点での ACP などは大切だと考えています．

自院での肺炎での入院期間は約１ヵ月でした．DPC 病院ではないので可能なのですが，しっかりリハ・栄養して，嚥下を立ち上げて帰そうとすると，それくらいかかります．しかし急性期病院では，評価してリハを始めたとしても，嚥下の立ち上げが不十分な状況で帰る場合が多いです．したがって，リハ・栄養についての情報を在宅チームやご家族がしっかり引き継ぐことが大切だと思います．嚥下機能評価としては嚥下造影検査（VF）をしている場合はどういう代償法があるかまで聞くこと，していない場合は言語聴覚士（ST）さんの評価内容を聞くことなどが重要です．また，食形態なども含めて，共通言語で介護者，ご家族に理解してもらうのは簡単なことではないと感じています．嚥下機能の立ち上げが不十分な状態で退院してくる患者さんをどう多職種で引き継いでいくかというところが，反省も含め，一番の課題かと思います．

長野：急性期病院では十分に対応できないということを前提に，在宅側は引継ぎ，評価を繰り返し，ケアを調整するという姿勢が必要ですね．

吉松：急性期側では，家に帰ったときに改善するかどうかという視点が持ちにくいかもしれません．一旦ミキサー食になったら一生ミキサー食しか食べられないような認識でいると，評価や理由，経過などを知らせず「ミキサー食を半量摂取です」のように現状報告だけで済ませてしまうことがあります．家に帰ると改善するかもしれないという視点があると，なぜ今はミキサー食なのか，何が改善すれば食形態を上げることができるのかを伝える発想が生まれて，家ではこうしてみようという参考にもなると思います．帰ったあと患者さんがどうなったかをフィードバックいただける機会があると，若手にとって勉強にもなるかなという気がします．

長野：自分も急性期病院にいたときには，流れを意識しづらく診療につながりを持ちにくいと感じていました．特に若手の先生は自分の診た誤嚥性肺炎の患者さんがその後どうなっていくのか trajectory が想像できないようです．退院後訪問などを 1 回経験するだけでも違いますので，帰っていった人がその後どうなっていくのかを意識できるような教育は大切だと思います．

吉松：その後が想像できないという問題は，帰ったあと食形態を上げることができ，その後しばらくしてまた誤嚥性肺炎で入院となった場合など，「ミキサー食って指導したのに守らなかったから誤嚥した」といった誤解にもつながっている気がします．急性期側の理解不足がコミュニケーションのずれの原因になることもある気がします．

長野：紹介状だけでは難しく，地域としてどう共有していくかが課題ですね．

3章

在宅での誤嚥性肺炎で足をすくわれた経験は？

長野：在宅で急性期を診ていく場合，どこまでの肺炎を家で診ていくかが悩ましいです．診断やマネジメントで注意した方がいいことについて，教えていただけますでしょうか．

平原：地域やその診療所によって大きく異なりますが，都市部であれば訪問看護と連携して在宅でも 1 日 2 回の抗菌薬や，保険適用外ですが，酸素投与や終末期の苦しい肺炎には持続皮下注なども可能です．一方で，入院したらどうなのかを考えると，認知症で身体拘束を受ける可能性が高ければ入院のハードルは上がりますし，逆に近くにケアの内容がいい病院があれば入院のハードルは下がるということになります．

介護の問題は大きく，特に痰の管理が必要な場合は，高齢世帯では家でみられない場合が多いです．食べられないだけならば点滴もできるのですが，痰の吸引が必要かというのは入院の判断基準の 1 つになるかと思います．

また在宅で誤嚥性肺炎を診断するのは簡単ではありません．本書でも紹介されている McGeer criteria のほか，最近は肺エコーもあり少し自信をもって診断できるようになってきています．とはいえ，膿胸合併例や，肺炎もあるががんも合併しており腫瘍熱もあったという経験はあります．結核も要注意で，治療に反応しない場合は X 線検査が必要です．

吉松：痰は確かに忘れがちです．病棟で 1 日に何回も吸引しているのに，気づかずそのまま家に帰してしまうこともあります．とはいえ，痰があるからと入院させていると帰れなくなるので，どこまでの痰を許容するのか，どの段階で吸引器を導入するか，入院するかといった判断にはいつも悩みます．

長野：1 日に 2 回訪問と仰っていましたが，その場合，抗菌薬はどのようなものを点滴で使われているのですか？

平原：実際のところは 1 日 1 回のセフトリアキソンを使うことが多いです．耐性化の問題や，膿胸の可能性があるような場合は，朝一番と夕方にイミペネム筋注などをしています．

4章

在宅医療が入ると病院受診や紹介のハードルがあがる？

長野：特に下降期の患者さんには，在宅医療が入っていると受診や紹介のタイミングにいつも迷うのですが，先生はどうなさっていますか？

平原：何よりご本人の意向が大切ではありますが，これも地域の特性次第で，お任せできる病院が近くにあるか，逆に在宅の体制が整っているかなどによって変わってきますね．また，認知症の方は入院するといまだ拘束を受けてしまうことは多く，入院による機能低下が著しいので，できるだけ在宅で診ようとします．

長野：なるほど．その地域の病院や医師，どんなことをしてもらえるかなどがわかってくれれば，うまく受診を勧めたり紹介したりできるようになれそうです．紹介を受ける立場として吉松先生はいかがでしょうか？

吉松：そういった連携は，病院側としてもやりがいがあります．ただ，紹介状では疾患については書かれていても，なぜこのタイミングでの受診なのかや，どこまでの評価を期待しているのか，家でどんな支援ができそうか，といったことまではわからないこともあるので，病院での対応が，在宅で期待されていたこととずれてしまうことがあります．ご家族のご心配が強くて念のため精査を受けたいとか，なるべく家で好きなものを食べられるようサポートしたいとか，終末期であることは受容しているけれど少し栄養投与を試してもらいたいとか．紹介状に記載しきれない場合は，お手数ではあるのですが，お電話などで紹介の意図などを教えていただくか，ケアマネ・看護師からでも聞けると，とても助かります．何で困っておられるのかがわかるとありがたいです． また，せっかく頑張って受診されるのならば，キーパーソンには一緒に来ていただけるといいなと思います．

平原：そうするように意識はしていましたが，紹介状にも，ここまでやってくれたらあとは在宅で診ますというようなことをはっきりと書いた方が病院もありがたいのですね．

スピリチュアルペインへの対応

長野：いろいろな機能が失われていき，生活能力が落ちていく中，スピリチュアルペインを訴えられる患者さんが多く，いつも悩んでいるのですが，先生はいかがでしょうか.

平原：私自身は認知症を背景疾患とする患者さんが多いので，スピリチュアルな痛みは診断時に表出される方が多いです．肺炎の多くなる進行期には，言語による表出ではなく，BPSD が魂の痛みの表出だったりします．漠然とした不安の中，言葉で表出ができなくて行動として出ているようなことも多いので，認知症診療ではそういったこともつらさ，痛みととらえて対応していくことが大切かと思います．一方，パーキンソン病や COPD では言語での表出も可能で，機能が失われていくことに対する苦痛が表出されます．このような非がん疾患でも，がんで使われている SpiPas などのスピリチュアルペインのスクリーニング方法が応用できるかもしれませんね.

吉松：肺炎を繰り返し生活に制限が増えていく中，文化的背景もあってどうしてもご本人よりご家族の意向を優先することが増えてしまう．認知症などで言語的表出ができない場合にかぎらず，そのようなことが起こっている気がします．できないことが増えていく中，食に関することが唯一の楽しみになったりもするので，医療という名目でどこまで制限をしていいものかはいつも悩んでいます.

5章

終末期の症状緩和でどんなことをされているか？

長野：本書でもいくつか症状緩和の方法を紹介してみたのですが，先生が意識されていることなどありますでしょうか.

平原：人生の最終段階で肺炎を起こすと非常に苦しい最期を迎えることになってしまいます．認知症についての系統的レビューをした時も，肺炎を起こした方のほうが，自然に食べられなくなった方より，呼吸困難や不快感などが強いということがわかりました[7]．したがってまずは終末期に肺炎を起こさないことが大切です.

　肺炎になってしまった時にどう苦痛を緩和するかについては，まだ十分に知られていません．海外ではオランダに指針があったものの，国内には末期の肺炎の緩和ケアの指針はありませんでした．そこで今回，日本医療研究開発機構（AMED）で末期認知症の肺炎の緩和ケア指針を作成しました[8]．急性期では，肺炎と診断した当日が一番苦しく，改善していく場合は徐々に楽になり約10日目で元のレベルの苦痛に戻ります．ただ亡くなる方は1週間前から徐々に苦痛が増加し，亡くなる前日がかなり苦しいということがわかっています[7]．このため緩和ケアもタイミングよく導入することが非常に重要です．急性期や看取り期には苦痛を表出できないことがほとんどなので，まず苦痛に気づくことが大切です．本書でも紹介なさっているRDOS日本語版などを使って積極的に評価し，苦痛が強いと思われるタイミングで適切な緩和ケアを提供します．酸素投与や，苦痛緩和につながるかは不明ですが抗菌薬などの基本的治療をしっかり行ったうえで，改善しない苦痛に関しては私たちはオピオイドを使っています．我々の病棟では，117人の入院患者さん全体に関しては14.5%程度に，肺炎の看取り期22例で40.9%にオピオイドを使用していました．オランダでは看取り期の7～9割に使用していますので，おおむねその半分くらいです．シンガポールの在宅医療の研究でも，看取り期の76.6%くらいにオピオイドを使っていました[9]．漫然と使うのはよくないのですが，肺炎の呼吸困難は見過ごされているので，タイミングよく使って，不要になったら切るということを自分たちは意識しています．

また，痰の苦しさはモルヒネでは取れないので別問題となります．排痰方法はいろいろあるのでご家族の介護力に応じたものを選択し指導してあげること，また看取りが近づくと輸液を絞るくらいしかできなくなってくるので，それを見極めるといったことが重要だと思います．

長野：先生のところでは終末期の急性期肺炎にそれだけオピオイドを使われているのですね．日本全体ではどうなんでしょうね．

平原：保険適用の問題があるので，なかなか普及はしていないかもしれないですね．

吉松：病院ではオピオイドはやや使いやすいかもしれないのですが，ご家族にも医療者にも，肺炎というと抗菌薬で回復可能な疾患というイメージがあり，オピオイドの導入に悩むところがあります．がんや間質性肺炎の方が患者さんとのお付き合いの時間も長く，お互い終末期だという認識をもって導入しやすい気がします．保険の問題もありますが，肺炎の呼吸困難は本当に見過ごされていると思うので，症例ベースで個々に頑張ろうというだけでなく，早めに導入するための具体策が標準化できるといいなと思います．

平原：肺炎で死亡する方の直接死因が必ずしも肺炎ではないという問題もあり

ます．私たちの病棟で亡くなった22例でみると，①肺炎の後，食べられなくなって亡くなった群，②肺炎を契機にCOPDや心不全など合併症が悪化して亡くなる群，③肺炎のコントロールがつかずに亡くなる群の3パターンがありました．私たちが肺炎後老衰と呼んでいる①ではモルヒネ使用例はなく，②と③では5～6割でモルヒネが使われていました[10)]．したがって肺炎は引き金疾患であって，その後の状態によって呼吸困難は異なるのではないかという仮説をもっています．

家族ケアについて

長野：誤嚥性肺炎や窒息で最期を迎えられたというような場合，吸引をもっとマメにしていたら…，食事にもっと気をつけていれば…など，ご家族が後悔の念を抱かれることがあります．また死亡確認の際の医療者の言葉なども注意が必要だと感じることがあります．

平原：現在は，死亡診断書に誤嚥性肺炎と肺炎を区別して書くことが推奨されているので，誤嚥性肺炎と書かれているのを読んだご家族が傷つくといったことはあるかもしれません．自責の念を抱いていらっしゃるご家族には，誤嚥性肺炎の3/4以上が不顕性誤嚥で食事介助の問題ではないんですよとか，この疾患の終末期には肺炎が起こるので，ある意味自然経過だったとも言えますといったことはお伝えしなければならないと思います．

長野：その患者さんとあまり関わりのなかった当番医が死亡確認をするようなことも，医療機関によってはあると思います．私も当番医として死亡確認に対応する際は，安易な言葉がけをしないようにいつも緊張感をもっています．

吉松：「誤嚥性肺炎で…」「痰が詰まって…」など私たちが気軽に口にする言葉が，想像以上にご家族や担当した看護師に心理的影響を及ぼしていたと，その後の会話で気づくことがあります．ご遺族の方とお話しする機会は少ないので，実際にはもっと多くの方が私たちの言葉で傷ついているのかもしれません．

がんについてはデータを示して説明することも増えてきましたが，肺炎についてはまだ習慣づいていないと思います．平原先生がおっしゃったような数値を用いた客観的な説明を聞くと，ただの慰めではなくそうだったのかという思いにつながる気がします．臨死期のケアは，言葉がけ1つでご家族に大きな影響を及ぼすので，標準化できるといいのかなと思いました．

平原：もう一つ，ご本人を安定させることが一番重要な家族ケアだと言います．この時期になると安定化は難しいので，穏やかであることが大事だと思います．先ほど，肺炎や合併症がコントロールできなくなって亡くなる場合は苦痛が大きく，肺炎のコントロールがついて食べられなくなって亡くなっていく方は穏やかだと言いました．最近は，なるべくこの「肺炎後老衰」状況になるように意識して治療しています．

長野：ソフトランディングというか，ゆっくり穏やかな経過になるよう努めるのが大切なのですね．本日は貴重なお話を伺えて，我々も勉強になりました．ありがとうございました．

文献

1) van der Steen JT et al: Predictors of mortality for lower respiratory infections in nursing home residents with dementia were validated transnationally. J Clin Epidemiol. 2006; 59(9): 970-9.
2) Nakashima K et al: Prognosis of Parkinson's disease in Japan. Tottori University Parkinson's Disease Epidemiology（TUPDE）Study Group. Eur Neurol . 1997; 38 Suppl 2: 60-3.
3) 平原佐斗司：当院における医療介護関連肺炎の急性期管理と緩和ケアの現状．第 1 回日本エンドオブライフケア学会一般演題発表 2017.
4) 野崎園子：パーキンソン病の摂食・嚥下障害．医療．2007；61(2)：99-103.
5) Volkert D et al: ESPEN guidelines on nutrition in dementia. Clin Nutr. 2015; 34(6): 1052-1073.
6) 大浦誠：ケースで学ぶマルチモビディティ第 20 回マルモのトライアングルを使ってカンファレンスをしてみよう．2021.
https://www.igaku-shoin.co.jp/paper/archive/y2021/3444_05
7) 平原佐斗司ほか：末期認知症高齢者の肺炎の苦痛に関する系統的レビュー．日本老年医学会雑誌．2021；58(4)：610-616.
8) AMED 長寿・障害総合研究事業 長寿科学研究開発事業「呼吸不全に対する在宅緩和医療の指針に関する研究」：在宅における末期認知症の肺炎の診療と緩和ケアの指針．2022.
https://www.ncgg.go.jp/hospital/overview/organization/zaitaku/news/documents/makkininnchi.pdf
9) Tay RY et al: Comfort and Satisfaction With Care of Home-Dwelling Dementia Patients at the End of Life. J Pain Symptom Manage. 2020; 59(5): 1019-32.
10) 平原佐斗司：認知症の肺炎急性期と看取り期の苦痛と緩和ケア 単施設後ろ向き研究．第 5 回日本エンドオブライフケア学会一般演題発表 2022.

索　引

か

き

く・け

こ

た

ち

て・と

な・に・ね・の

は・ひ

ふ

へ・ほ

ま・み・む・も

や・ゆ・よ

ら・り・れ・ろ

わ

著者略歴

平原 佐斗司

1987 年島根大学医学部卒業．同第二内科ほかを経て，東京ふれあい医療生活協同組合梶原診療所勤務．現在同研修・研究センター長．

日本在宅医療連合学会副代表理事，日本エンドオブライフケア学会副理事長．日本老年医学会代議員．

総合内科専門医，在宅医療専門医・指導医，気管支鏡専門医，アレルギー専門医，プライマリケア連合学会認定医・指導医．東京医科歯科大学臨床教授，聖路加国際大学臨床教授，東京大学高齢社会総合研究機構客員研究員．

著書：『医療と看護の質を向上させる 認知症ステージアプローチ入門』『エンドオブライフケアーすべての人の命とくらしのために』ほか多数．

吉松 由貴

2011 年 大阪大学卒業．淀川キリスト教病院，飯塚病院で勤務．浜松市リハビリテーション病院／聖隷浜松病院で摂食嚥下障害の診療を，いとうまもる診療所で在宅医療を学ぶ．臨床の傍ら，バルセロナ自治大学で嚥下障害修士号，兵庫医科大学で博士号を取得．現在は英国で誤嚥性肺炎の臨床研究に従事している．呼吸器専門医，総合内科専門医，日本摂食嚥下リハビリテーション学会認定士／評議員，がん治療認定医．これまでの書籍は『誤嚥性肺炎の主治医力』，『誤嚥性肺炎 50 の疑問に答えます』，『対話で変わる誤嚥性肺炎診療』．日経メディカル Online で連載：『吉松由貴の「誤嚥性肺炎，診療の知恵袋」』．

Twitter ID: @yukiy0105.

長野 広之

2011 年 大阪大学卒業．天理よろづ相談所病院で初期研修，同内科ローテイターコースで後期研修，総合内科，洛和会丸太町病院 救急総合診療科 医員を経て，2019 年より京都大学 大学院医学研究科 医療経済学分野 博士課程．また 2020 年よりよしき往診クリニック 非常勤医師．病院と在宅のケア移行に関心を持っている．編著に『ジェネラリストのための内科診断キーフレーズ』（医学書院 2022 年），『とことん極める！腎盂腎炎』（南山堂 2022 年），「臨床推論の落とし穴，ミミッカーを探せ！」（中外医学社 2022 年）がある．

Twitter ID: @nagano_1123

Yurika Hirano

書籍の挿絵や医学論文の図などの医療系イラストをメインに，「シンプル」で「わかりやすく」かつ「親しみやすい」をモットーに活動中．本書著者の連載『吉松由貴の「誤嚥性肺炎，診療の知恵袋」』および書籍『誤嚥性肺炎の主治医力』，『対話で変わる誤嚥性肺炎診療』のイラストも担当．

Twitter ID: @eureeka_illust

家で診ていく誤嚥性肺炎
チームでつむぐ在宅医療

2023 年 5 月 1 日　1 版 1 刷

監修者　著　者
平原佐斗司（ひらはら さとし）　吉松由貴（よしまつ ゆき）　長野広之（ながの ひろゆき）

発行者
株式会社 南山堂　代表者 鈴木幹太
〒113-0034　東京都文京区湯島 4-1-11
TEL 代表 03-5689-7850　www.nanzando.com

ISBN 978-4-525-21361-9